JN221953

脱うつのトリセツ

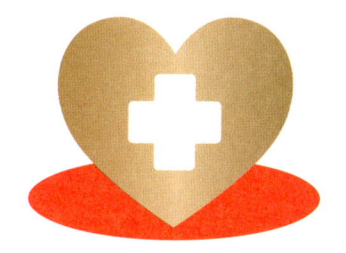

元うつの精神科医が教える
「心のトンネル」から抜け出す方法

精神科医
三浦暁彦
Akihiko Miura

扶桑社

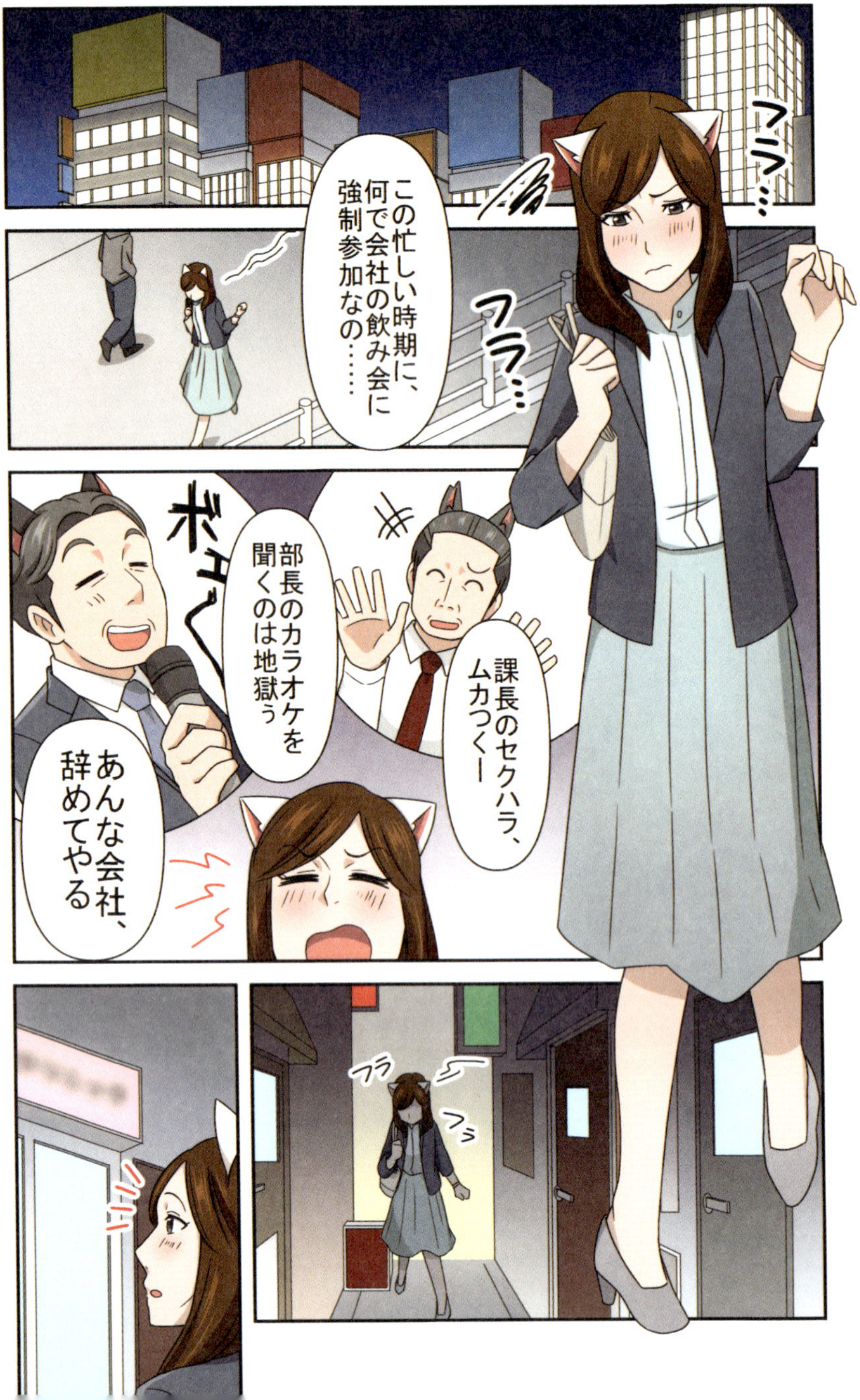
フラ…
フラ…
この忙しい時期に、何で会社の飲み会に強制参加なの……
課長のセクハラ、ムカつくー
部長のカラオケを聞くのは地獄ぅ
ボェ〜
あんな会社、辞めてやる
フラ
フラ

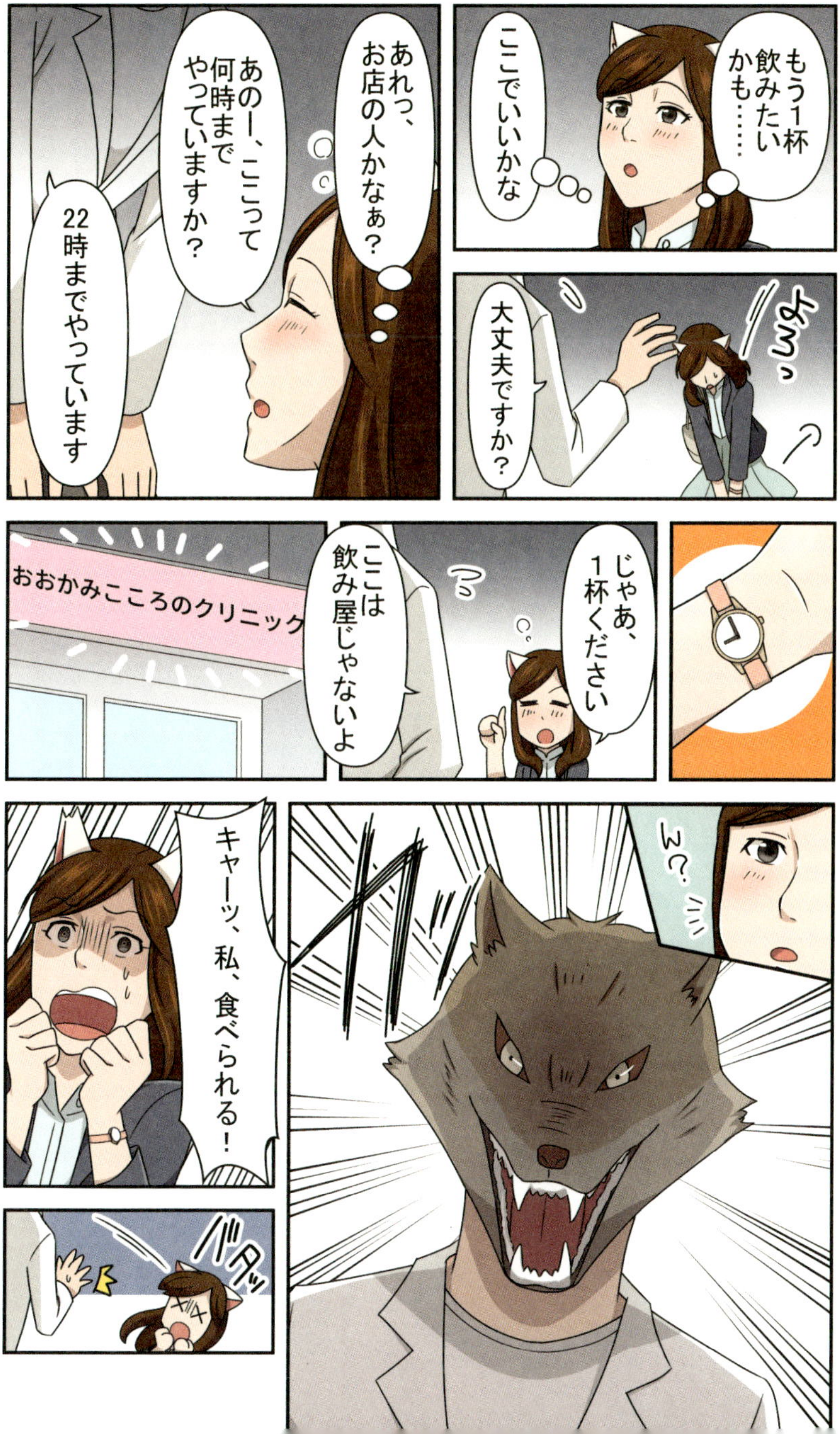
もう1杯飲みたいかも……
ここでいいかな
よろっ
大丈夫ですか?
あれっ、お店の人かなぁ?
あのー、ここって何時までやっていますか?
22時までやっています
じゃあ、1杯ください
ここは飲み屋じゃないよ
おおかみこころのクリニック
ん?
キャーッ、私、食べられる!
バタッ

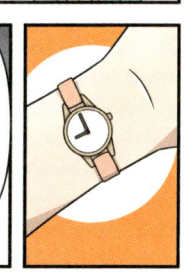

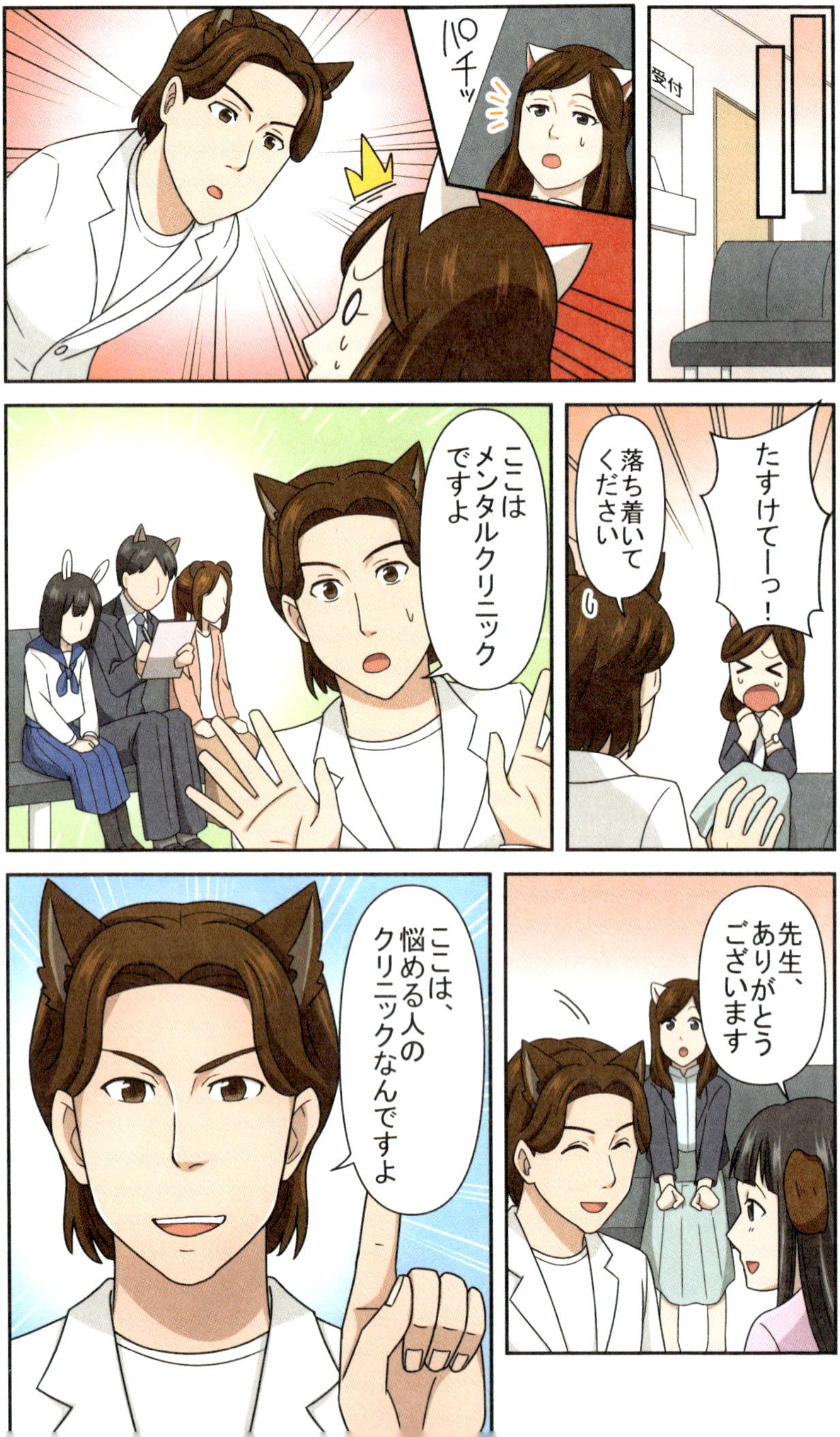
受付
パチッ
たすけてーっ！
落ち着いてください
ここはメンタルクリニックですよ
先生、ありがとうございます
ここは、悩めるの人のクリニックなんですよ

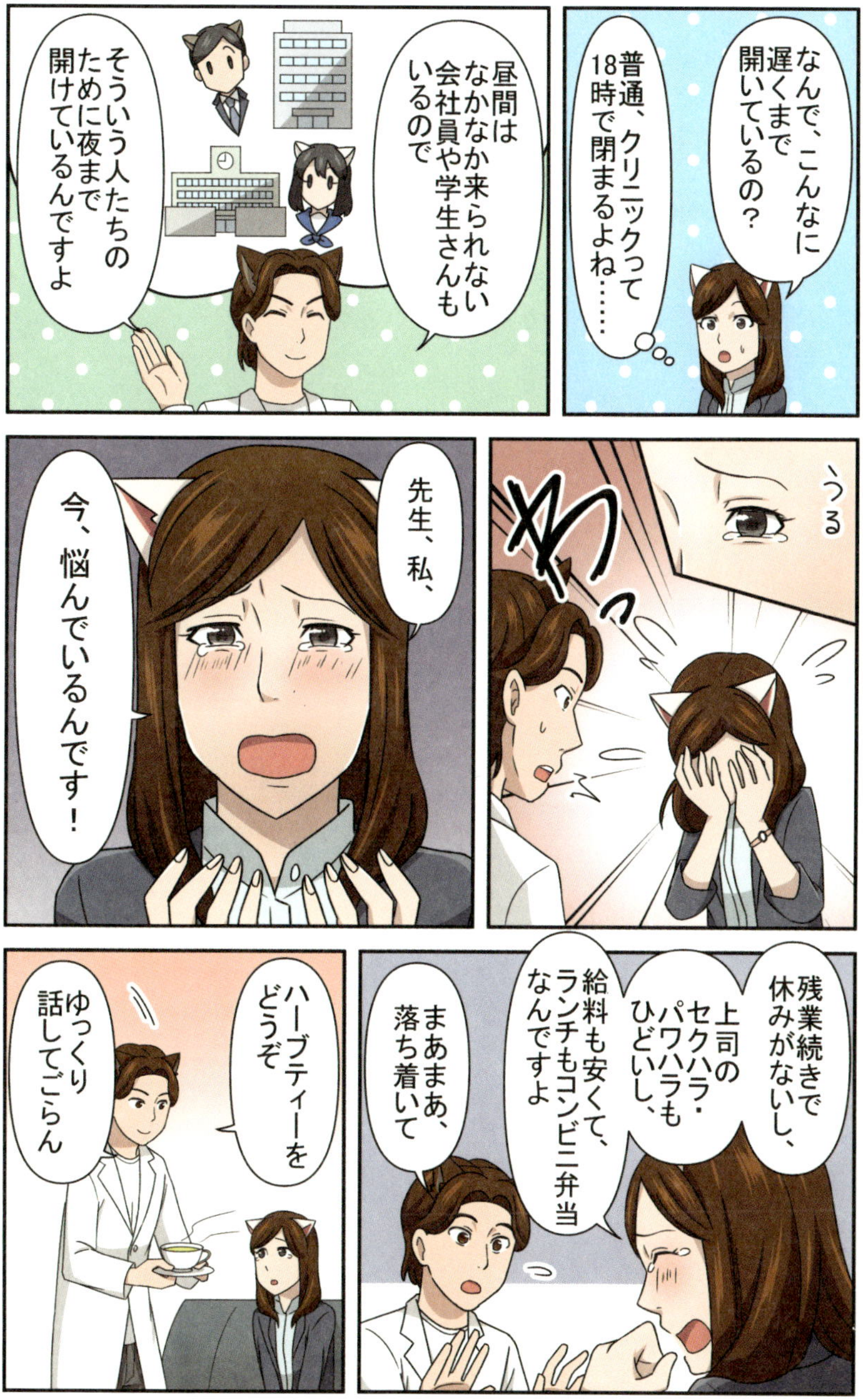
なんで、こんなに遅くまで開いているの？
普通、クリニックって18時で閉まるよね……
昼間はなかなか来られない会社員や学生さんもいるので
そういう人たちのために夜まで開けているんですよ
うる
わっ
先生、私、
今、悩んでいるんです！
残業続きで休みがないし、
上司のセクハラ・パワハラもひどいし、
給料も安くて、ランチもコンビニ弁当なんですよ
まあまあ、落ち着いて
ハーブティーをどうぞ
ゆっくり話してごらん

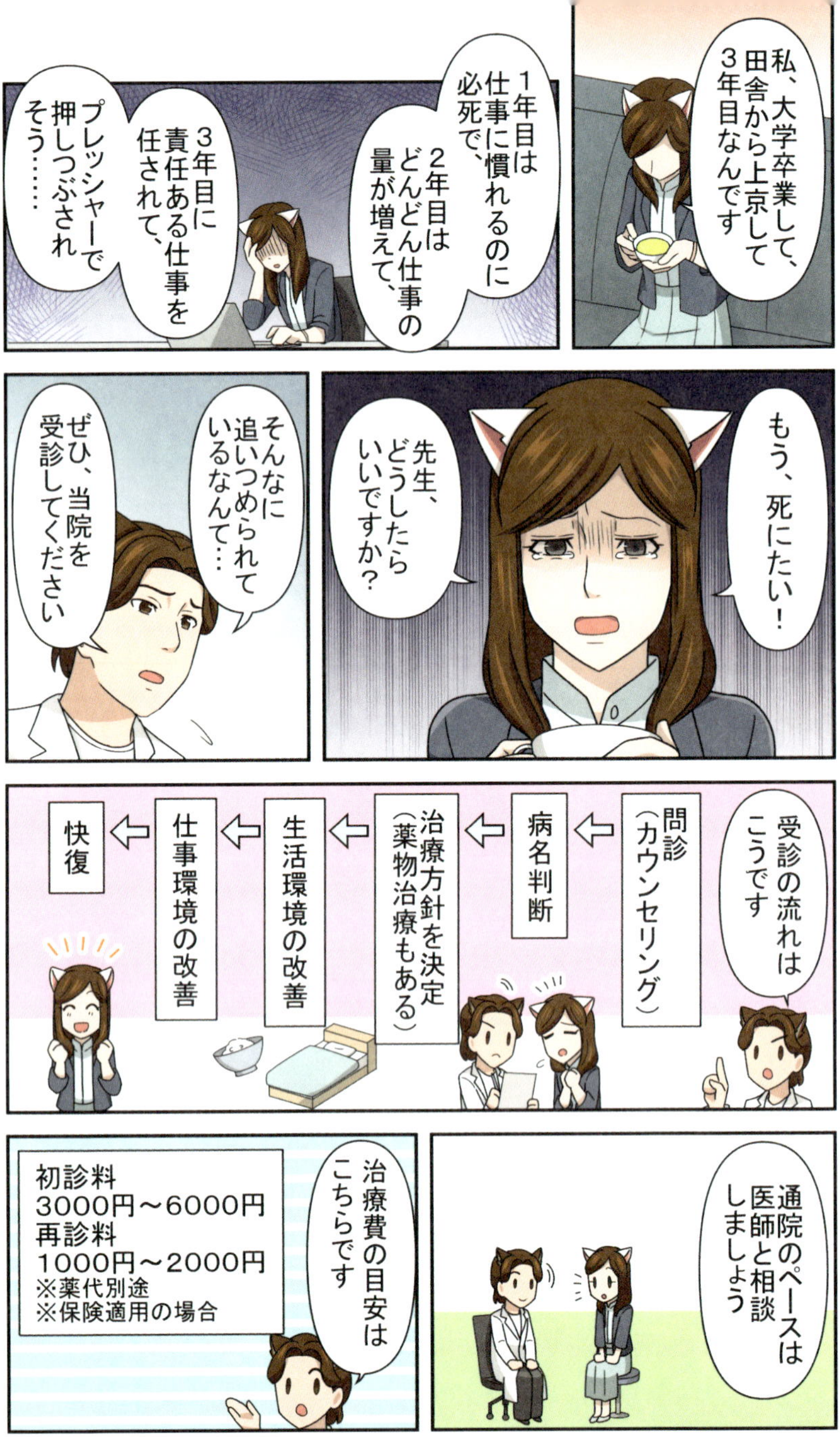
私、大学卒業して、田舎から上京して3年目なんです
1年目は仕事に慣れるのに必死で、
2年目はどんどん仕事の量が増えて、
3年目に責任ある仕事を任されて、
プレッシャーで押しつぶされそう……
もう、死にたい！
先生、どうしたらいいですか？
そんなに追いつめられているなんて…
ぜひ、当院を受診してください
受診の流れはこうです
問診（カウンセリング）
病名判断
治療方針を決定（薬物治療もある）
生活環境の改善
仕事環境の改善
快復
通院のペースは医師と相談しましょう
治療費の目安はこちらです
初診料
3000円～6000円
再診料
1000円～2000円
※薬代別途
※保険適用の場合

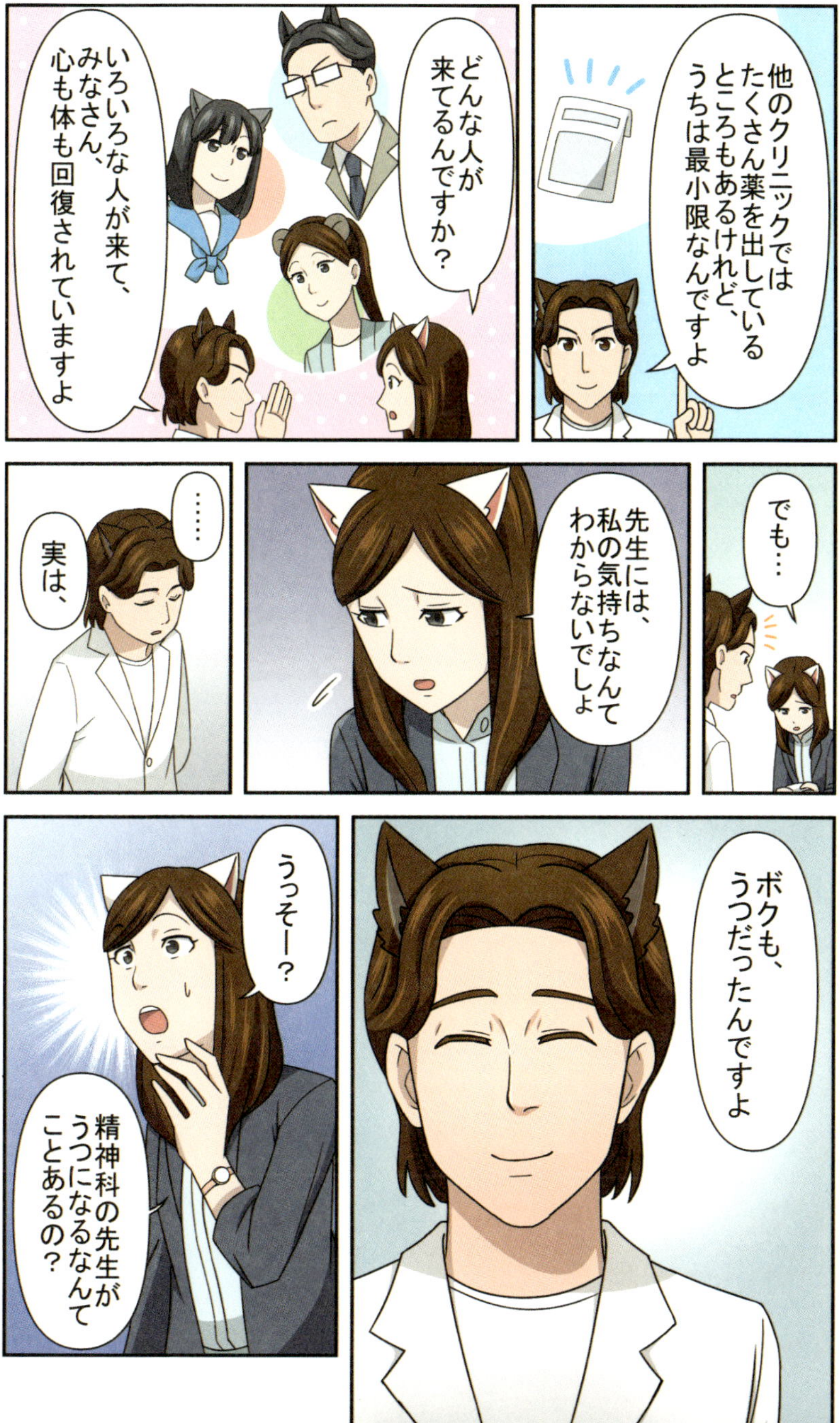
他のクリニックではたくさん薬を出しているところもあるけれど、うちは最小限なんですよ
どんな人が来てるんですか？
いろいろな人が来て、みなさん、心も体も回復されていますよ
でも…
先生には、私の気持ちなんてわからないでしょ
……
実は、
ボクも、うつだったんですよ
うっそー？
精神科の先生がうつになるなんてことあるの？

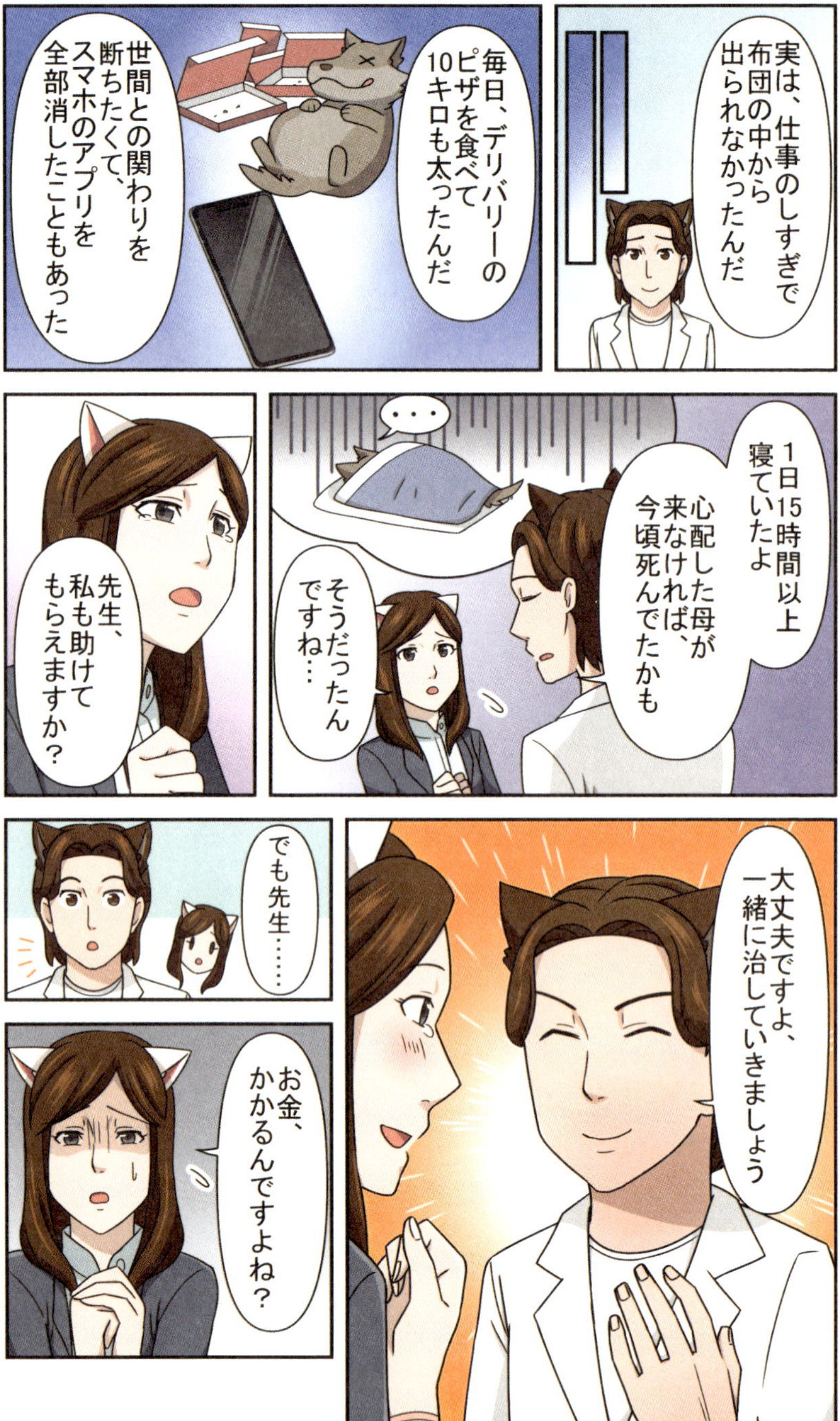
実は、仕事のしすぎで布団の中から出られなかったんだ
毎日、デリバリーのピザを食べて10キロも太ったんだ
世間との関わりを断ちたくて、スマホのアプリを全部消したこともあった
・・・
1日15時間以上寝ていたよ
心配した母が来なければ、今頃死んでたかも
そうだったんですね…
先生、私も助けてもらえますか？
大丈夫ですよ、一緒に治していきましょう
でも先生……
お金、かかるんですよね？

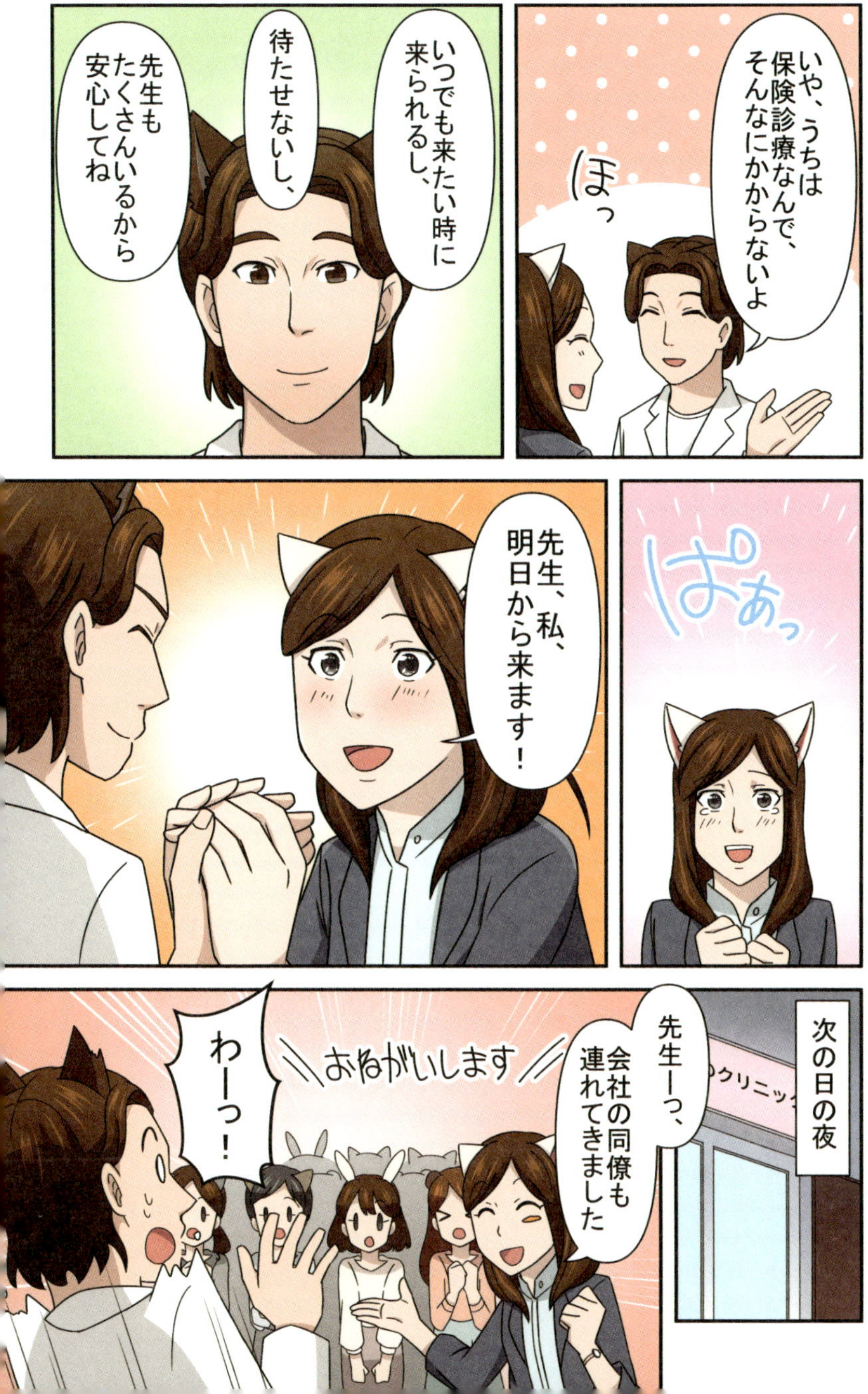
いや、うちは保険診療なんで、そんなにかからないよ
ほっ
いつでも来たい時に来られるし、
待たせないし、
先生もたくさんいるから安心してね
ぱあっ
先生、私、明日から来ます！
次の日の夜
先生ーっ、会社の同僚も連れてきました
おねがいします
わーっ！

序章

精神科医でも
「うつ」になるんです

「うつ」は15人に1人、「隠れうつ」は5人に1人

ハリウッド俳優のブラッド・ピット、競泳選手のマイケル・フェルプスなど、多くの世界的著名人が「うつ病」などの精神疾患に悩まされたことを公表しています。

王室にもその波は押し寄せています。イギリス王室のハリー王子もその1人です。王子であるプレッシャーも大きかったのだと思いますが、10代のはじめに母・ダイアナ元妃を失って精神のバランスを完全に崩してしまいます。20代になってようやく精神科医の分析を受けた時にも「まだ母の死に苦しんでいた」と答えています。

現在では克服し、兄のウィリアム王子、その妻のキャサリン妃とともに「ヘッズ・トゥギャザー」という精神疾患に関する偏見を取り除く慈善団体を創設し、運動を続けています。

極端に言ってしまえば、**人間は2000年以上も「うつ病」と向き合ってきたのです。**

歴史上初めて、「うつ病」が考察されたのは紀元前5世紀、ヒポクラテスによる「メランコリア」でした。「メランコリア」は、黒胆汁《こくたんじゅう》が過剰になることで、元気がなくなり、体の健康に害を及ぼすというもの。しかしその後は、「メランコリア」に類する精神病は、医学界で取り上げられることはありませんでした。

再び歴史に登場するのは、19世紀のことです。1899年には、ドイツの精神科医エミール・クレペリンによって「躁《そう》うつ病」という言葉が提唱されました。

日本では「うつ病」の認知度はほとんどありませんでした。1990年代の後半になり「心の風邪キャンペーン」が展開され、ようやく認知が広がっていったのです。

そこから患者数は急増します。

厚生労働省によると、現代で「うつ病」になる確率は、生涯で6・5～7・5％と報告されています。つまり、約15人に1人が「うつ病」を発症するのです。

「隠れうつ」とされる適応障害などの症状を見せる人を含めると、日本人の5人に1人が心の問題を抱えています。**「うつ」は、誰でもなりうる病気なのです。**

注文した蕎麦が一口も食べられなくなった

かくいう私も、「うつ病」を患《わずら》った1人です。

私は大学卒業後、精神科医として懸命に働きました。ところが、「うつ病」を治す立場のはずの精神科医が「うつ病」になってしまったのです。

大学を卒業して、医師免許取得者に最初に与えられる身分が、初期臨床研修医です。2年間に及ぶ初期臨床研修医の期間は、身分こそ医師ですが現場ではただの雑用係。ベテランの看護師さんのほうがはるかに医療の知識があります。

もともとプライドが高いせいもあって、理想と現実のギャップに苦しみました。

看護師さんとの歴然とした知識量の差を目の当たりにし、「医師国家試験のために学んだことは、現場でほとんど役に立たない」という無力さに打ちのめされたのです。

実力の差をうめるために、私はがむしゃらに「がんばり」ました。

毎日深夜まで働き、休日にも出勤していました。

その時に、実力がついてきた実感を少しでも得られればよかったのですが、**がんばればがんばるほど無力感だけが大きくなっていったのです。**

そして、それは確実に私の心を蝕んでいきました。

最初に異変を感じたのは、初めて当直業務に入った時でした。

当直とは、日勤を終えたのちに夜勤を行うことです。

夜勤の翌日には通常の日勤を行うため、合計32時間の労働となります。

私は睡眠不足になると、仕事の能率が驚くほど落ちてしまいます。

終わらない仕事の前で、思考が停止してしまうことも度々ありました。

その頃から、仕事から帰るとすぐに寝室へ。休日に家を出るのも億劫《おっくう》になり、仕事以外は家で倒れるように眠る生活になりました。気持ちも沈み込むようになり、以前は楽しめていた友人との会話にもまるで興味がなくなってしまいました。

それでも、なんとか仕事は続けていましたが、それも終わりがやってきます。

上司と昼食を取っていた時に、注文した蕎麦を一口も食べられなくなったのです。

「食べないと体がもたないぞ」と上司は心配をしてくれましたが、私は苦笑いするしかなかったのを覚えています。

翌朝、寝たきりの体勢から全く動くことができなくなってしまいました。仕事は無断欠勤。心配した上司から電話がかかってきましたが、「ああ……」とか、「ううーっ」とか、言葉にならない状態でした。

嗚咽の声が上司に伝わり、すべてを察した上司が「今日は休みなさい」と言ってくれたのです。

それまでどうにか保ってきた心の糸が、ぷつんと切れてしまい、私はただ泣くことしかできませんでした。

ただ涙を流す私を見た母の一言「実家に帰ろう」

医師になった誇りを胸に、病院で働き始めたにもかかわらず己の無力さを知り、絶望し、体が動かなくなってしまった……。

そんな悲惨な状況の中、一つの奇跡が起こりました。

なんと、涙を流したその日に、母が心配して寮にやって来たのです。

「1カ月前くらいから連絡が途絶えていたから」

突然の来訪の理由を母は明かしました。

昼なのにカーテンを閉め切った暗い部屋で、ただ涙を流している私を見た母は、買ってきたコロッケパンを差し出して、「実家に帰ろう……」と言ったのです。

母の言葉で、着の身着のままで、ほとんど連行されるように実家へ帰りました。自分で電話もできない状態だったため、翌日に母が病院に連絡をしてくれて、私はしばらくの間、休職することになったのです。

もしこの時、母が来てくれていなかったら、私は1人で悩み、苦しみ続けていたでしょう。**心を休ませることも、体を休ませることもできずに、うつ病はどんどん進行したはずです。**最悪の場合、死んでいたかもしれません。

自分で言い出せなかった言葉、「実家に帰ろう」と母が言ってくれたことは、私にとっての奇跡だったのです。

「うつ」が進むと、寝ているだけでも苦痛を感じる

休職を願い出た私は、勤務先の病院から診断書の提出を求められ、精神科を受診しました。精神科志望の研修医が精神科を受診するなど、ジョークのようかもしれませんが、その時は笑う余裕など全くありません。

「うつ」で言葉が出なかったこともありますが、そもそも私は自分の悩みを人に話すのが苦手でした。

精神科の診察室でも私は黙っていました。母が経緯、症状を説明してくれましたが、それを他人事のように聞いていたのを覚えています。

最後に医師から「診断はなんだと思う?」と尋ねられ、「うつ病だと思います」と私は力無く答えました。

医師の同意をもって、私は正式に「うつ病」と診断されたのです。

実家に帰って療養を行うことになりましたが、「うつ病」の診断書を職場に送らなければなりません。

プライドが高く、失敗を認められない性格だった私は、診断書をポストに入れた時の「カタン」という音が、自分の人生の終わりを告げる音のように聞こえました。


それからは、ほとんどの時間をベッドの上で過ごす毎日。

1日15時間以上は寝ていたでしょう。

起きていると嫌でも現実を見ることになるため、眠気がなくても目をつぶっていました。そんな半醒半睡《はんせいはんすい》の世界で、最初の1カ月を過ごしたのです。


しかし、**だんだんとぼんやり寝ていることすらも苦痛になってきます**。

私は、ずっと電源を切ったままにしていたスマホを久々に開きました。そして、今まで使っていたFacebookやTwitter（現X）など、すべてのSNSを削除しました。

SNSだけではありません。友人のアドレスや電話番号も削除していきました。

ただただ、世界から自分の存在を消したかったのです。

回復の足を引っ張ったのは、「両親の愛」だった

誰からも連絡が来ないスマホ、誰ともつながれないスマホは、私の心を少しだけ癒やしてくれました。

「うつ」の時、なにをしていたかというと、ネットサーフィンに時間を費やしました。情報は右から左に流れていきましたが、世界の滅亡やタイムリープといった話題は、現実から逃れられる可能性のある手段として、真剣に読んでいました。

やがて、少しずつベッドの中で過ごす時間も減り、食欲も戻ってきました。つながりのないスマホにも飽きてきていたため、人との交流を求めてＳＮＳを始めました。ネット上での「簡易的なやりとり」が非常に心地よく、再び世界に受け入れられた気がしたのです。

休職３カ月目には、通院以外に散歩もできるほどに回復の兆しを見せていました。

しかし、街に出た私を待っていたのは、絶望でした。

世間はクリスマスに差し掛かろうとしていた時期。「幸せそうな人々」で溢れる「希望に満ちた世界」が広がっていました。

それに反して、「今後の人生をどうやって生きていこう」という問題が全く解決していない自分とのギャップに、悩まされてしまったのです。

追い打ちをかけたのが、家族でした。

家族は毎日外出している私を見て安堵し、復職することを勧めてきたのです。

職場で刺激を受けたほうが、うつ病の回復につながるだろうと考えての助言だとわかっています。

しかし、体は回復してきても、心はまだ前向きにはなれていませんでした。

先のことを考える余裕はなく、医師を辞めることも真剣に考えていました。

失敗を許せない私には、医師は続けられないと思えたのです。

親との意見の食い違いから衝突することが増え、再び調子を崩し始めてしまった私は、通院もサボるようになり、再び引きこもりの生活に戻ってしまいました。

手放す勇気。がんじがらめの鎖がほどけた

家族との確執から、第二次引きこもり生活がスタート。

精神的には不調だった一方、体は順調に快方に向かっていました。

「体調の治し方はわかったから、次は思考を治そう」

そう思い至ると、目の前のモヤが少し晴れた気がしました。


まず私がやったのは、古今東西の思想家の言葉を読むことでした。

一番心を打ったのは仏教の教えです。

「自分だけ大事にしようとすると、怒りや悲しみがわいてくる」

「独り去りて、独り来たる（人は誰でも1人で生まれて、1人で去っていく）」

そんな言葉が、次々と私の心に刺さりました。

最も印象に残ったのは、次の言葉です。

「すべての物事は、その人の心によって成り立つ」

この世のすべては、もともと決まっていることではなく、自分の心や考え方が決めるものだということです。

例えば、あなたの目の前に一つの大きなドンブリがあったとします。
スープを入れれば食器になりますし、剣山《けんざん》を置いて花をさせば花器になります。
ひっくり返して上にタオルを敷けば、枕として使えるかもしれません。
すべての物事に決まりはなく、見方次第で変幻自在だと知ったのです。

凝り固まった考えでがんじがらめになっていたことに、私は気づかされました。

「こうあるべき」
「そうすべき」
「ああいうものだ」

これらはすべて、ただの思い込みでしかない。

固定観念の鎖に気がつくと、自然と自分の偏見を手放す勇気がわいてきました。

手放してしまえば、なんのことはありません。
幻想の鎖が消え去り、心が解放されていったのです。

「『うつ』になったお医者さん」だから語れること

自分の考えに縛られなくてもいい、もっと自由に生きていいと気づいた数日後、私は、自ら病院に連絡を取り、復職したいと伝えました。

スマホのＳＮＳを復活させ、心配をかけていた周囲の人たちに連絡をして、感謝と自分の状況を正直に伝えました。誰かに伝えることで、自分を客観視することができ、回復のスピードも速くなったように思います。

そして、休職から８カ月後に病院に復職することができました。

医師を辞めようと考えていたはずの私が病院への復職を決めたのは、医師として患者さんと向き合うことが、「今後の人生をどうやって生きていこう」という問いに対する答えだと、ようやく気づいたからです。

「一切の生きとし生けるものは、幸せであれ」とブッダは言います。

生きているものは、みんな幸せになる権利があるということです。

ブッダは、さらに言います。

「今日、まさになすべきことを熱心になせ」

私は、自分にできることはなにかと自問自答しました。

「メンタルクリニックの精神科医」であり、しかも「うつ」を経験した自分だからこそ、心に不安を抱える人のケアをすることができる……。

患者さんの気持ちがわかり、患者さんに寄り添うことができ、実体験を踏まえた解決法を提示することができる……。

それらができるのは、自分が「うつ」になったおかげだという考えに至るまで、それほど時間はかかりませんでした。

「おおかみこころのクリニック」では、日々、患者さんと向き合っています。

本書で、さらに多くの人の心のケアの手助けができれば、これほど幸せなことはありません。

脱うつのトリセツ
元うつの精神科医が教える「心のトンネル」から抜け出す方法

目次

序章
精神科医でも「うつ」になるんです

第1章 「明日、会社に行きたくない」と思ったあなたへ

第2章 「うつ」は誰でもかかる現代病

第5章
心のモヤモヤをなくすちょっとした習慣

第6章 仕事帰りに、フラッとメンクリに行こう

第7章 「うつ」の人が絶対にやってはいけない落とし穴

終章
長いトンネルでも必ず出口がある

第1章

「明日、
会社に行きたくない」
と思ったあなたへ

日曜日の夜、「ブルーな気持ち」になったら危険信号

『サザエさん症候群』を知っていますか？

日曜日の夜にテレビを楽しく観ていても、月曜日からの会社生活を思うと気持ちが沈む。そんな状態を病気になぞらえた言葉です。

「あぁ、また1週間が始まるんだな……」。通勤電車の混雑や忙しい仕事を考えると思わず憂《ゆう》うつな気持ちになってしまう。

こんな経験のある方も多いでしょう。

でも、マジメでがんばり屋さんのあなたは、きっとこんなふうに考えますよね。

「私が休んでしまったら、他の人に迷惑をかけてしまう」

「部長が期待して任せてくれたんだから、ちゃんとやらなくちゃ」

しんどい気持ちにフタをして、会社に出勤していくのではないでしょうか？

私も周囲の期待に応えようと、めちゃくちゃがんばっていた時期がありました。

長時間の勤務に疲れ、ベッドから起き上がるのもつらい。それでも、無理して仕事

に行きました。そして、がんばり続けた結果、「うつ」になってしまったのです。

「うつ」という病気は、ある日、突然かかるわけではありません。

ため息をつくたびに、心の中にある〝ストレスグラス〟に、少しずつつらい気持ちや疲れが溜まっていきます。グラスがいっぱいになって溢れた時には、「うつ」の初期症状が始まっています。

だからこそ、早めに気づき、グラスの中を軽くしていくことが大切なのです。

日曜日の夜に憂うつな気持ちになってしまうのは、あなたの心が疲れているサインかもしれません。始まりは、ふっとため息が出る程度の小さな変化かもしれないですが、「たいしたことないよね」「疲れたなんて、甘えだよね」なんて考えないで。

自分のつらさや疲れに、見て見ぬふりをしないでください。

心の疲れを軽くしていく方法を一緒に考えていきましょう。

ため息でいっぱいの「心のグラス」を空にしよう。

体調不良の原因は、もしかして「うつ」かも？

ＮＨＫの番組『きょうの健康』の中で取り上げられた「うつ病の特徴的な症状」というデータによると、患者さんから「うつ」による心の不調を訴える割合は、とても少ないそうです。例えば、「意欲・興味の減退」の症状を訴えた患者さんはわずか4％、91％は医師が聞きだすことでわかったのです。

じつは、自分の不調を「『うつ』ではないか？」と疑う方はとても少ないのです。同じデータによれば、「睡眠障害」を訴える患者さんは26％。「疲労感・倦怠感」を訴える患者さんは58％。

心の不調を感じるよりも、体の不調を感じる割合のほうがはるかに多くなります。

「うつ」は本人が自覚しにくい病気なのです。

体のつらさを感じると、ほとんどの方は治療のために内科や外科、耳鼻科などを訪れます。でも、「うつ」の方は、検査をしても原因が見つからないのです。

原因不明のまま体の不調が続くのは、誰だって不安です。

原因を突き止めようと次から次へと病院を変え、診療科を変え、あちこち巡った最後に精神科や心療内科に辿り着くというパターンは、本当によくあります。

クリニックでの診察時に、「『うつ』からきている不調かもしれません」とお話しすると、原因がわかったことにホッとされます。原因がわかれば治療方法も見えてきます。そこに、今のつらさから抜け出す希望もあるのです。

「うつ」は、脳のエネルギーが不足して、うまく機能が働かなくなったことで起こる病気です。

脳のピンチは自律神経から体じゅうに伝えられ、その結果、体の不調が引き起こされるのです。もし、体がいつもよりしんどい、つらいという時は、自分の心の状態に目を向けてみることも大切です。

心と体はつながっている。
体の不調を治すカギは心にある。

自由が、逆にあなたを縛っていませんか？

ひと昔前は、小学生のランドセルといえば黒と赤がほとんどでしたよね。それが今はグリーンあり、パープルあり、ピンクあり。デザインにもたくさんのバリエーションがあります。自分の好きなものを自由に選ぶのは、お子さんにとっても楽しいでしょう。多様性の時代になっているなと感じます。

でも、自由であることに、生きにくさを感じる方も多いのではないでしょうか？

少し前の日本は、社会のロールモデルがとてもシンプルでした。いい学校に入り、いい会社に入ることができれば未来は安泰。誰もがそう思っていたので、自分の人生の5年後、10年後の予測がとても立てやすかったのです。

ところが、1人1人の個性が尊重されるようになると、今までのパターン通りでないことも出てきます。自由に生きられる反面、お手本となるものがないまま、手探りで進んでいくのです。それによって、今までは考えられなかったような成功が収められるかもしれませんが、責任もより大きくなっているのです。

私たちの脳は、物事を決断する時にとても大きなエネルギーを使います。

「うつ」の方は、脳が疲れていますから、決断が得意ではありません。

しかし、「うつ」の方ほど強い責任感から「自分がなんとかしなくては」という考え方になりがちです。その結果、決断できる健康状態ではないにもかかわらず、決めなくてはいけない状況に自分を追い込んでしまいます。

あなたは、どうでしょうか？　今が生きにくいと感じながらも、「しなければならない」と自分を縛っていたりしませんか？

答えが「イエス」という方も、心配しなくて大丈夫です。

誰でも自分を縛っている鎖を解いていくことはできます。

「しなければならない」という強迫観念を捨てる。

「仕事ができない」のは、あなたのせいではない

「書類に間違えて記入してしまった……」

「うっかり聞き間違えをしちゃった……」

誰にでも、ちょっとしたミスはつきものですよね。

ただ、小さなミスがあまりにも続いたり、いつもの自分なら「ありえない」と思うようなミスをする時は、脳が少し疲れているのかもしれません。

ミスは、脳の機能がうまく働かず、集中力が落ちることで起こります。

集中力が落ちると、一つのことに意識を向けることができず、頭の中がさまざまな情報や考えでいっぱいになってしまいます。

「先輩がメールの返事をくれないのは、私のことを嫌いだからだ」

「今日は服のコーディネートが良くなかった。別のセーターにすればよかった」

「今日は朝からついてない。この後もなにか悪いことがあるかも」

仕事をしながら次々とネガティブな考えが頭を巡り、あれこれ考えているうちにミ

スが増えてしまうのです。

グローバル製薬企業ルンドベック・ジャパンの「うつ」経験者を対象とした調査では、「うつ」の時に仕事上で通常よりも頻繁に起こした行動として、「いつもよりミスが多くなる」と回答した人が37％いました。

つまり、3人に1人は仕事のミスが増えていることになります。

集中力が落ちてうっかりミスが増えるのは、「うつ」という病気のせいであって、あなたが悪いわけではありません。風邪と同じように、誰もが「うつ」になる可能性があるのですから、自分を責めなくてもよいのです。

風邪がきちんと対処すれば治るように、「うつ」も治る病気です。

集中力が落ちている脳を少しずつ元に戻していく方法を考えていきましょう。

仕事のミスは脳の疲れ、自分を責めなくてもいい。

「私さえガマンすれば……」は、とてもキケンな考え方

生きていると、思うようにいかないことや理不尽な目に遭うこともあります。

職場だけでなく、家族や友人との関係でも、責任を押し付けられたり、八つ当たりされたり、「どうして、私がこんな目に遭うの？」と嘆くこともあります。

こういう時、気持ちのやり場に困るものですが、「私さえガマンすれば丸く収まる」と、言い返す言葉を飲み込むこともあると思います。

実業家の堀江貴文さんは、ニュースサイト『東洋経済オンライン』の取材の中で、「みんな『ストレスをガマンすること』に熟練しすぎている」と話しています。

私たちは、相手の立場や気持ちを思いやり、ことを荒立てずに収めようとすることで、心の中にガマンを溜め込んでいるのではないでしょうか。

「ガマン」と「うつ」は、切っても切れない関係にあります。

「ガマン」をすれば「うつ」になりやすく、「うつ」になると余計に「ガマン」してしまいます。

「うつ」の方は、人を責めるよりも「私のせいだ」と自分を責める傾向にあります。相手から責められても、「私が悪いんだから、怒られても仕方がない」とガマンして、ますます落ち込んでしまいます。

ではどうすればいいか？　解決策は簡単です。ガマンを誰かとシェアしてください。

心の中のイライラやモヤモヤを、家族や信頼できる同僚、友人たちに聞いてもらうだけでいいのです。近くに話せる人がいなければ、インターネットの相談窓口や地域の電話相談などで話してみるのもよいでしょう。

自分の中に溜め込まず、気持ちを外に出してみると、意外とスッキリしますよ。

イライラを溜め込まない。誰かに悩みを打ち明ける。

世の中のペースについていけなくなる

なんとなく体調が悪いと感じても、「ちょっと疲れているのかな?」くらいの感覚で、スルーしてしまうことが多いですよね。じつは、これがとてもやっかいです。

いつから「うつ」が始まっているかは、専門の医師でなければわかりません。

「うつ」になってから、「あれがサインだったのかも」と、兆しに気づくのです。

私自身が経験した「うつ」の初期症状をお話しします。

まず、テレビのニュースが見られなくなりました。悪いニュースはもちろん、良いニュースですら見るのがつらくなってしまったのです。タクシーの車内広告のモニターを見るのもつらくなり、ドライバーさんに消してもらうようになりました。

健康な時は気づかなかったのですが、私たちは、日々、膨大な情報の中で生きていることを思い知らされます。

自分は立ち止まっているのに、社会はおかまいなしにすごい速さで進んでいきま

す。

やがて、ついていけない自分をどんどん責めるようになってしまいました。

今振り返れば、「そこまで深刻にならなくてもよかったのに」と思います。

でも、当時の私は、物事を冷静に考えることができなくなっていたのです。


自分が周りから置いていかれていると、とても不安な気持ちになります。

でも、焦らなくてもいいのです。マイペースでいいのです。

マイクロソフトを創業したビル・ゲイツは、「自分のことを、この世の誰とも比べてはいけない。それは自分自身を侮辱する行為だ」と言っています。

周囲と違うことより、自分がどうしたいかのほうが大切なのです。

「みんなが知っていることだから、自分も知っておかなくては」と無理にニュースを見なくてもＯＫ。「見たくなったら見ればいい」くらいの気持ちでいきましょう。

現代人は情報過多、時にはデジタルデトックスしよう。

会社に行きたくない人が95%もいる

PR代行業務などを行う株式会社ベクトルが実施した「会社に行きたくない理由」というアンケート調査で、興味深い結果がありました。

「仕事に行きたくないと感じたことがありますか？」という問いに、95%の人が「はい」と答えています。そして、行きたくない理由の第2位に「疲れが取れていない」がランクインしており、全体の約35%もいました。

疲れを感じながら、無理して会社に向かう人がいかに多いことでしょうか。

クリニックを受診される方にも、疲れやだるさを訴える方がかなりいます。

「一晩寝ても疲れが取れない」「体が重だるくて起き上がれない」

健康な方であれば一晩寝てゆっくり休めば疲れが取れて、また元気に活動できるようになります。ところが、「うつ」の方は一晩寝ても疲れが取れず、ずっと重だるい状態が続いてしまいます。**疲労感やだるさも、「うつ」の初期症状です。**

体が重だるいのは「休みなさい」のサイン。

私の場合、朝、目が覚めると高熱を出した時のように体が重だるく、起き上がることができませんでした。それでも、仕事には行かなければいけません。

なんとか自分を奮い立たせて支度を始めるのですが、顔を洗ったり、服を着替えたりすることがとても億劫に感じられて、簡単な動作ですらつらいのです。

強い倦怠感があると、普段の何気ない動作が思うようにできなくなります。それが原因で遅刻してしまうと、自分が許せなくなってさらに落ち込むようになりました。

体が重だるくなるのは、「このままだと病気になってしまう」というサインです。

もし、あなたが重だるくて起きられない朝を過ごしているのなら、少し体を休めてみてください。それでも症状が変わらず、1週間も2週間も続いているなら、1人で悩まず、病院やメンタルクリニックに相談してください。

感情的になるのは、脳が疲れているから

「うつ」というと、「気力がなくなり、落ち込んでなにもする気にならない」というイメージが強いかもしれませんが、逆に感情的になってしまうこともあります。

いつもなら笑って許せるようなことにイラッとしたり、急に切ない気持ちになって涙が止まらなくなったり……。私もイライラしたり、悲しくなったり、まるで「感情のジェットコースター」に乗っているように感情が上下しました。

「自分らしくないな」とわかっていても、自分を止められないのです。

感情はどこで生まれるか、ご存じでしょうか？

感情は、大脳辺縁系にある「扁桃体《へんとうたい》」と呼ばれる部分で生まれます。

扁桃体は、外から入ってきた情報や刺激を「好き・嫌い」「快・不快」などと判断し、「うれしい」「悲しい」「イライラする」といった感情を作ります。

ただ、こうした動物的な感情だけで行動すると危険を伴う場合もあります。

そこで、前頭葉《ぜんとうよう》の「前頭前野《ぜんとうぜんや》」という部分が扁桃体の働きをチェックし、理性的にいさめる役目を果たしているのです。

例えば、上司から仕事で注意を受けた時に、扁桃体が「ムカつく！」と暴走するのを放っておいたら、上司と喧嘩になりかねません。そこで、前頭前野が「そんなに怒らなくていいじゃない。落ち着こうよ」と抑えてくれます。

脳が元気な状態であれば、扁桃体も前頭前野もうまく働いて、普段通りの日常生活を送ることができます。でも、**脳が疲れていて前頭前野の働きが落ちると、扁桃体の暴走を抑えることができなくなります**。特に、怒りや悲しみは強い感情で、ネガティブな方向に引っ張られてしまうのです。

あなたは、イライラしたり、落ち込んだりしていませんか？　もし思い当たるなら、きちんと睡眠を取ったり、散歩をしたりして、脳をいたわってあげましょう。

**「イライラ脳」を
睡眠や散歩で休ませてあげよう。**

楽しい夢が「うつ」のサインだった

日本を代表する映画監督、黒澤明さんが手がけた『夢』という作品があります。黒澤さん本人が見た夢をもとに作られた8話のオムニバス構成になっていて、夢ならではの幻想的で不思議な雰囲気をまとった作品でした。

あなたは、どんな夢を見るでしょうか？

眠りの質が下がると、嫌な夢ばかり見ると言われています。

その理由は、寝る直前のネガティブな気持ちが夢に影響を与えるからです。悩み事や嫌なことがあると、布団に入ってもいろいろ考えてしまうものです。悪いことばかりぐるぐると反芻《はんすう》し、さらに気持ちは落ち込んでしまうのです。

「うつ」の患者さんの中にも、睡眠の悩みを抱えている人はとても多いです。なかなか寝つけない（入眠障害）、途中で目が覚める（中途覚醒）、朝早く目が覚めてしまう（早朝覚醒）など、症状は人によってさまざまです。

中には寝つけないあまり、昼夜が逆になってしまう方もいます。

朝、ベッドから起きられないほどの倦怠感も、浅い眠りが大きく関わっています。

眠りの質が悪いために、夢見もあまり良いとは言えないでしょう。

ただし、私の場合は反対でした。「うつ」の頃は、楽しかった学生時代の夢ばかり見ていました。現実の生活があまりにつらくて、楽しかった時の夢を見ることで、心のバランスを保とうとしていたのです。

眠れば現実逃避ができるので、私の睡眠時間はだんだん長くなり、結果的に過眠になりました。仕事以外はずっと寝ていて、「うつ」の症状が重かった時には、1日15時間寝ているような状態でした。「うつ」の症状は不眠だけとは限りません。

大事なのは、どんな夢を見るかより、ぐっすりと寝られたかどうかです。

疲れた時には好きなだけ寝て、少しずつ心の元気を取り戻しましょう。

質の良い睡眠で、元気を取り戻していく。

食べられない「うつ」、食べすぎる「うつ」

「うつ」になると、自分でなにかを決めることが難しくなります。

食べることに関しても、決められなくなってしまう方もいるのです。

クリニックに相談にいらした方でも、目の前のジュースを飲むか飲まないか、2時間も悩んでしまうケースがありました。「飲みたければ飲めばいいでしょ」と思うかもしれませんが、それすら決めることができなくなってしまうのです。

私も「うつ」の初期は、食事が食べられなくなりました。

蕎麦ですら喉を通らないのです。

食欲は脳の視床下部《ししょうかぶ》がコントロールしているのですが、脳が疲れているとその機能が働かず、食欲不振になることがあります。無理に食べても味がしなかったり、砂を噛んでいるように感じたりするので、余計に食事をする気が失せてしまいます。

一方で、食欲があり余って過食気味になる方もいます。ラーメンやパスタ、アイスやケーキなど、炭水化物や甘いものが無性に食べたくなることはありませんか？

これは、脳が疲れてエネルギーとなる糖を欲しているからです。

糖を摂取すると、脳の中に「ドーパミン」と呼ばれる脳内物質が分泌されます。

集中力を高めて気持ちを前向きにする他に、快楽を感じさせる働きもあります。

そして、ドーパミンは報酬系の脳内物質のため、高い依存性があります。

ストレスを感じるたびに炭水化物や甘いものが食べたくなるのは、脳が快楽を得るために糖を求めているからなのです。

私も、宅配ピザばかりを食べ続けていた時期がありました。

食欲不振も過食も、正常な食事から逸脱しているという点では、どちらも注意が必要です。「食欲がいつもと違うかも」と感じた時には、休憩を多くしたり、リフレッシュをしたり、自分に優しくしてあげてくださいね。

拒食・過食になる前に、自分を抱きしめてあげる。

SNSがあなたの心を「緊張」させていませんか？

あなたは、1日にどれくらいスマートフォンに触れていますか？

動画を見たり、音楽を聴いたり、漫画を読んだり……。NHK放送文化研究所のメディア調査（2021年）では、1日あたり平均1時間18分でした。

さらに、SNSは今や私たちの生活に欠かせないツールです。LINEやX、Instagramなど、誰もが自分のことを自由に発信できるようになり、発信した動画やテキストに「いいね」がつくと、認められた気がしてうれしいものです。

でも、SNSのコミュニケーションで心地よさを求めてしまうと、「いいね」がたくさんつかないと心が満たされなくなり、過激なことをしたり、行動がエスカレートしてしまったりすることもあります。「『いいね』がもらえなかったらどうしよう……」とストレスを感じ、心が疲れてしまうのです。

また、**SNS上ではすぐに返答を求められるため、心の余裕がなくなりがちです。**

「いつ来るかわからないものに、すぐに返事をしなくてはいけない」という緊張感も大きなストレスになってしまいます。

不特定多数の顔が見えないコミュニケーションは、相手に対する配慮がなくなり、よく考えずに発信しがちです。心ない一言で相手を傷つけたり、相手から傷つけられたりすることもあります。健康な時なら平気でも、心が疲れていると、そのダメージから立ち直ることができないのです。

SNSの反応が気になってスマートフォンを片時も手放せないという方は、一度距離を置いてみてください。私は一時期、すべてのSNSをやめました。

自分が気を使わずにつき合える相手とだけ関わってみてはどうでしょうか？

心が疲れている時は、さまざまな情報から自分を守ることも大事です。

つながるのは、顔の見えない人ではなく、心の許せる人。

「非定型うつ」は他人にわかってもらえない

「楽しいことはできる、嫌なことはできない」

今、「非定型うつ」に悩む若い方が増えています。

典型的な「うつ」と「非定型うつ」で大きく違う点は、典型的な「うつ」が常に無気力な状態であるのに対し、**「非定型うつ」は本人が楽しいことをする時は元気で、したくないことをする時だけ「うつ」の症状が現れる**ことです。

クリニックに相談に来られた山田麗華さん（仮名・30代）は、平日の朝、倦怠感で起きるのがつらい日が続いていました。出勤の支度にも時間がかかってしまい、会社に遅刻するようになってしまいました。

ところが、お話を聞いていると、「休日の朝は普通に起きられる」と言います。仲の良い友だちと食事に行ったり、趣味のキャンプを楽しんだりもするそうです。

「自分にとって都合の悪い時だけ症状が出るなんて、本当に病気なの？」

そう思われる方もいるかもしれませんが、これが「非定型うつ」の症状です。

この他にも一般的な「うつ」では、「眠れない」「食欲がなく痩せていく」という症状の方が多いのに対し、「非定型うつ」には、「いくらでも寝られる」「過食で体重が増えていく」という症状が多いのです。

これが、「非定型うつ」が周囲からの理解が得られにくい要因となっています。

「自分はつらいのに、周りはそう思ってくれない。これは甘えなのかも……」

1人で悩まなくてもいいのです。信頼できる人や医療機関に相談して、つらさを軽くしていく方法を見つけていきましょう。

「うつ」の症状は、人によってさまざまです。

「人によって違いがあるんだ」と知っておくだけでも心が軽くなります。

「うつ」の症状はみんな違う。
でも、つらさはみんな同じ。

「うつ」と「うつ感情」のちょっとした違いとは？

「気分転換していますか？」

クリニックに診察に来られた方に、私はこんな質問をします。

「うつ」なのか「うつ感情」なのかを確かめるためです。

「うつ」には、病気として診断される「うつ」と、その手前の「うつ感情」の状態があります。３日間くらい落ち込んでいても、気分転換して心を立て直すことができるなら「うつ感情」。気分転換しても心が晴れない状態が２週間以上続き、その他の診断基準の症状も当てはまれば「うつ」と診断します。

このようにお伝えすると、「『うつ感情』は病気ではないから、相談に行ってはいけないのかな？」と迷われる方もいるかもしれませんが、大丈夫です。

「うつ感情」は早めに対処すれば、仕事や日常生活のつらさをいち早く改善できます。

つらさの度合いも人それぞれですから、治療や投薬が必要かどうかは医師と相談しながら決めていけばいいのです。

「日常生活がしんどい」時は、自分だけで抱え続けないことです。

マジメで責任感の強い方ほど、「自分でなんとかしなければ」と考えがちですが、小さな悩みでも1人で抱え続けていると、心の中で何倍にも膨らんでしまいます。ガマンし続けると「うつ感情」はさらに重くなります。本格的な「うつ」に移行しないためにも、早期発見・早期対応が必要なのです。

1日でも早く見つけることができれば、初期段階で治すこともできます。

まずは、客観的に自分の症状を把握することです。

落ち着いて考えてみると、自分に合った気分転換の方法も見つけやすくなります。「うつ感情」が「うつ」へと進行する前に、早めの対策を考えてみてください。

「うつ」になる前に、自分なりの気分転換しよう。

第2章

「うつ」は
誰でもかかる現代病

「うつ」はマジメすぎる日本人の国民病

「先生、会社に行きたくないのは甘えでしょうか？」

クリニックに来られた方からよく質問されることがあります。

心も体もしんどくて働く気力もないのに、周囲のことを気にかけ無理やり出社してミスを繰り返し、自分自身を責めてしまうのです。

「『うつ』は几帳面な人、マジメな人、責任感の強い人の病気なんですよ」

私がそんなふうにお話しすると、みなさんホッと、安堵のため息をつきます。

几帳面でマジメ、責任感が強いという特徴は、多くの日本人に当てはまります。

ですが、「引き受けたからには、もっと成果を上げないといけない」といった気持ちが強すぎると、どんどんエネルギーを消耗してしまいます。

心身の疲れが「うつ」の引き金になることが多いのです。

「うつ」は国民病と言っても過言ではないでしょう。

厚生労働省の『令和4年労働安全衛生調査』によれば、過去1年間にメンタルヘルスの不調によって連続1カ月以上休業した人、または退職した人のいた事業所の割合は、全体の13・3%でした。

コロナ禍を経て、私たちの働き方もずいぶん変わってきましたが、それでも、会社のために「滅私奉公」することや、「勤勉が美徳」という企業風土がまだまだ根強く残っている職場も少なくありません。

毎日仕事に追われていると、自分のことを振り返るゆとりもなくなり、「自分でなんとかしなければ」と、1人で抱え込みすぎてしまいます。

「うつ」は「甘え」などではなく、これまでマジメにがんばってきた延長線上にあるのです。がんばりすぎる自分を、時にはいたわってあげてくださいね。

マジメさにサヨウナラ。自分を甘やかしてもいい。

「だるい、眠い、疲れた」は心の黄色信号

満員電車に揺られて会社に行き、職場では売上や作業のノルマを課せられ、時には上司や同僚との人間関係に悩み……。日常の中には、さまざまなストレスがあります。ストレスを感じると、私たちの体は不快なことを解消しようとします。

その時、指令を出しているのが、脳の中にある「扁桃体」と呼ばれる部分です。

扁桃体の指令は、脳の視床下部を経て「自律神経」に伝わります。

自律神経は、体の活動をアクティブにさせる「交感神経」と、体をリラックスさせる「副交感神経」という2つに分類され、これらがシーソーのようにバランスを取りながら、体の状態をコントロールしています。

ストレスという危機に対面すると「交感神経」が優位な状態となり、心拍数や血圧、体温を上昇させて、すぐに動きの取れる臨戦体勢を整えようとします。

これらの動きにエネルギーを集中するよう、反対に胃腸の働きなどは抑制されます。

ストレスが解消されれば、体は元の状態に戻るわけですが、常に強いストレスを受けていると、脳は「交感神経」優位を維持するため、どんどん疲れてしまいます。疲れてくれれば、周囲に余計な一言を言ってしまうこともあるでしょう。その結果、

「どうして余計なことを言ってしまったんだろう……」

と、さらにストレスを抱える悪循環にハマってしまうのです。

ストレスの影響は自律神経にも及びます。「交感神経」と「副交感神経」の調整がうまくできなくなり、やがて体内のさまざまなバランスが崩れてしまうのです。

「だるい、眠い、疲れた」といった状態が起こるのは、自律神経の乱れからくることもあります。脳にも物事を処理する限界があります。なにも考えず、少しの間ボーッとするなど、疲れた脳と体を休ませてあげてください。

だるさを感じたら、1人になってボーッとしてみる。

「リア充」でも、燃え尽きてしまうこともある

「リア充」という言葉が流行りました。現実の生活が充実している人を指している言葉でしたが、じつは、**リア充の方でも「うつ」になることがあるのです。**

大手電子機器メーカーの営業として活躍していた高野友樹さん（30代・仮名）は社内での評価も高く、本人も仕事に大きなやりがいを感じていました。

ある時、新商品の宣伝プロジェクトを任されることになりました。

会社の期待に応えたいという一心で、残業も苦にせず仕事に励んだ結果、プロジェクトは大成功。高野さんは上司や同僚から大いにほめられました。

ただ、その頃から高野さんの様子に異変が現れ始めたのです。

気持ちが沈んで、やる気が起こらないのです。さらに、感情の起伏も激しくなりました。怒鳴ったり、ため息をついたり、自分のミスを他人のせいにしたり、以前の高野さんでは考えられません。

心配した上司に勧められ、高野さんは私のクリニックに来られました。

診断の結果は「燃え尽き症候群」。「バーンアウト」とも呼ばれています。大きな目標を達成したことで、心が燃え尽きてしまったのです。

心の疲れは感情として表面化します。責任転嫁やイライラ感情などです。このまま放置すれば重症化してしまう可能性があります。

高野さんは、会社を休職して治療に専念し、半年後に復帰されました。

今は仕事の内容を少しセーブしながら勤務していますが、趣味などに使える時間も増え、以然とは違う生活の楽しみ方を手に入れています。

限界に挑戦するのはよいのですが、限界を超えると心も壊れてしまいます。自分に負荷をかけすぎていないか確認することも大切です。

無理は禁物、背負っている荷物を下ろしてみよう。

失敗した自分を責めすぎていませんか？

日本人は自分自身を評価する「自尊感情」が低いとされています。

心理学者の小塩真司さんの論文によると、日本人の「自尊感情」は30年間下がり続けているそうです。

仕事で小さな失敗をしてしまった時、「私って、大丈夫？　こんな簡単なこともできないなんて……」と自分で自分を責めて落ち込みます。

最初は小さな「大丈夫？」という疑いも、何度も思い返しているとだんだん大きな不信感になってしまいます。自信喪失を積み重ねていくと、やがて物事をネガティブな方向に考えるようになるのです。

若い人でも、小さな失敗が「うつ」の引き金になることがあります。

例えば、就職先の会社で「初めてのミス」をした時です。

学生時代は先生や家族が助けてくれるので、決定的な失敗を経験することがほとんどありません。しかし、就職先では上司や先輩も忙しく働いているので、質問したり、サポートを求めたりすることができず、入社したての頃は追い込まれてしまうのです。

今まで経験したことのない環境で失敗を経験すると、「失敗体験」を引きずってしまい、ことあるごとに自分への不信感を募らせてしまいます。

社会人だからといって特別に考えることはありません。

誰だって失敗することはありますし、失敗のおかげで成長できるので、むしろ前向きに考えてもいいのです。

ところが、「私はダメだ」と自分への不信感を募らせている人の心には、危険信号のメッセージを届けることができません。「ダメダメ」と思った時がイエローカードなのです。

自己不信が大きくなってしまう前に、「声なき悲鳴」に気づいてください。

一番失敗した人が、一番成功する。

「うつ」の3段階、「急性期、回復期、再発予防期」

厚生労働省のＨＰには、「うつ」という病気の治療の期間として「急性期、回復期、再発予防期と大きく3つの期間に分かれる」と書かれています。

しかし、これらの分類は治療開始後のものです。心が疲れていると感じた段階で、心療内科やメンタルクリニックなどの医療機関に相談に行くのがベストです。

「うつ」には3つの段階があることを知っておくのは重要です。

なぜなら、「急性期」「回復期」「再発予防期」の3段階は、「うつ」を治す際に誰もが経験する道のりだからです。その流れを順に説明していきましょう。

「急性期」……診断されてから3カ月程度

医師によっては薬を処方する場合もあります。

過度な自傷行為などがある場合は、緊急入院が必要な方もいます。

急性期で一番大切なのは、ストレスの原因から離れ、十分な休養を取ることです。

私は診察の時に、「寝たい時に寝て、食べたい時に食べてください。ダラダラしてください」とお伝えします。

患者さんは、「えっ、ダラダラするんですか？」と驚かれるのですが、今までがんばってきたのですから、この機会に力を抜いて心も体もリラックスさせる練習をしてください。

●「回復期」……診断から4〜6カ月程度

この期間の特徴は、調子が良い状態と悪化する状態が繰り返されることです。

ダイエットを経験した方ならご存じだと思うのですが、体重は一直線で落ちていくわけではなく、途中で体重が落ちない停滞期をはさんで、その後、再びゆるやかに下がっていきますよね。

「うつ」の「回復期」も同様です。「急性期」に比べると調子の良い日が続いているかもしれませんが、突然、調子が悪い日がくることもあります。

それでも全体で見れば、少しずつ回復しているのです。

心も体も調子の良い日が増えてくると、会社を休んでいる方は「そろそろ復職してもいいかも」と考えてしまいがちです。

しかし、この時期は文字どおり「回復に向かっている」時期です。

焦らず、ゆっくりと自分の生活リズムを取り戻していきましょう。

無理をすると、また、「急性期」に逆戻りです。それどころか、もっと悪くなってしまう方もいます。

「回復期」は、自分の症状をよく理解し、「うつは友だち」と思って、つき合いに慣れていくことが大切です。

「再発予防期」……1〜2年

「回復期」を終え、症状が安定しても「うつ」はなかなか完治しない病気です。

再発を予防するために、1〜2年は「うつ」になってしまった原因を探り、再発防止の環境づくりをすることも大切です。

人によって回復のスピードに差はあるのですが、「焦らず時間をかけて『うつ』とつき合っていこう」と考えている方のほうが回復は早まります。

「急性期」「回復期」「再発予防期」の3段階のうち自分が、今、どこにいるのか把握できると、周り（会社の上司や家族）も安心ですし、今後の治療に活かすことができます。

「うつ」と向き合うことで、

◆どのような時に症状が出やすいのか？
◆その症状が出てきたらどうすればいいのか？
◆回復までにどれくらいの期間がかかるのか？

と対処する方法を身につけられるようになるのです。

登山と同じで、「自分は、どこ（目的地）に行きたいのか？」「自分は、今、どこにいるのか？」と常に、地図を眺めることが大事です。

「うつ」は段階的に回復していく。焦ってはいけない。

「適応障害」のトリガーに注意

「適応障害」という言葉を知っていますか？　日本システム技術株式会社の調査によると、2018～2022年の5年間で患者数は1・7倍に増えています。

年代別患者数を見ると、最も多いのが20代で、その後30代、40代と続きます。**働き盛りの世代で「適応障害」に悩む方が多いということになります。**

「適応障害」の方は顔つきを見ると、すぐにわかります。疲れが顔に現れているのです。眠りが浅く目の下にクマができる、食欲がなくなりげっそり痩せる、表情が暗い、マイナスオーラが立ち込めている、笑っても顔が引きつっている……。

「適応障害」と「うつ」は、違います。きっかけが明確にあるのが、「適応障害」。原因から離れると改善することが多いです。しかし、気持ちの落ち込みが続くことによって、「うつ」へと移行する方も少なくありません。

食品会社の事務職として働いている花岡美紀さん（20代・仮名）は、キャリアアップのために住宅メーカーに転職し、営業の仕事に就くことになりました。

前職での花岡さんは、担当した業務をきっちりこなし、仕事で悩むようなことはありませんでした。しかし、新しい職場では、以前と同じようにはいきません。

営業職が初めてということもあり、なかなか契約が取れなかったのです。マジメな花岡さんは、「なんとかみんなに追いつこう」と人一倍残業するようになりました。

そんな花岡さんに異変が現れたのは、入社して1カ月ほど経った頃です。まず、なかなか寝つくことができなくなりました。ベッドに入っても明け方まで眠れず、日中も眠気が取れない状態で仕事をしているため、能率が落ち、ミスも増えました。

そのことを上司に注意され、さらに気持ちが落ち込むようになってしまいました。

花岡さんの異変を同僚も心配しましたが、責任感の強い彼女は、自分から不調を打ち明けることができません。

朝から体がだるく、ベッドから起き上がることが億劫に感じられるようになっても、無理をして出社していました。休みの日はベッドから出られなくなり、気分をリフレッシュする気さえ起きなくなっていたそうです。

ある朝、花岡さんは涙が止まらなくなっている自分が怖くなりました。

「私、どうしたらいいの！」とメールで母に打ち明けると、病院で診察を受けることを勧められ、私のクリニックにいらっしゃったのです。

診断は、典型的な「適応障害」でした。

花岡さんの場合も、ストレスによって次のような異変が起こっていました。

◆寝つきが悪い。
◆本が読めなくなる。
◆強い不安感にとらわれる。
◆食欲がなく、体重が減る。
◆めまいがする。

人によっては、集中力が低下する、怒りっぽくなる、電話で人と話すのが億劫、頭が痛いなどの症状が出てきます。

私のアドバイスで花岡さんはしばらく休養を取り、3カ月ほどで職場に戻られました。適応障害は、対応が早いほど早期の回復につながります。

花岡さんの他にも異変に悩んでいる方がとても多いのです。


きっかけのことを「トリガー」（拳銃の引き金）と呼びますが、適応障害の多くには、「環境の変化」というトリガーが存在します。離婚や転職など、人生の重大な出来事や、クレーム、対人関係のトラブルがトリガーとなることがあります。

もし、あなたが同様の異変を感じているのなら1人で抱えずに、近くの専門クリニックに行って相談し、早期回復を目指していきましょう。


「適応障害」のトリガーに注意、「適応障害」になる前に撃退する。

「五月病」より怖い「六月病」

毎年、ゴールデンウィークの頃になると、「五月病」という言葉が流行します。「五月病」は、4月の新年度で環境が変わり、そこにうまく順応できずに「体調が悪い」「やる気が出ない」という不調が現れます。

しかし、私は「五月病」より「六月病」が怖いと考えています。

理由の一つ目は、「環境適応」の遅れです。

例えば、4月に新卒で入社した場合、4月は研修、5月からそれぞれの部署で本格的な業務をスタートさせるのが一般的です。4月の後半から5月の初旬は連休がありますから、仕事で溜まったストレスを発散する機会があります。

ところが、**6月は祝祭日が1日もなく、ストレスを発散する機会がないのです。**

そのため、心身ともに疲れが蓄積し、「六月病」にかかってしまうのです。

もう一つの理由は、「季節性うつ」です。季節が原因で「うつ」になる「季節性うつ」には、「セロトニン」というホルモンが大きく関係しています。「セロトニン」には、人の精神を安定させる働きがあります。朝日の光を浴びることによって、体内に「セロトニン」が分泌されるのですが、**6月は梅雨で日照時間が短くなってしまうため、「セロトニン」が作られにくくなってしまうのです。**

また、「セロトニン」は睡眠にも大きく関わっているため、分泌量が少なくなると睡眠の質も低下してしまいます。

6月に「仕事の効率が落ちる」「気分が落ち込みがちになる」という場合は、「六月病」の疑いがあります。趣味を楽しんだり、友だちとおしゃべりしたり、自分流のリフレッシュ法を見つけて、疲れた心身を早めにケアしてあげましょう。

新しい環境では、自分流の気分転換を行う。

「幸せホルモン」の9割は腸で作られる

「幸せホルモン」と呼ばれる脳内物質があります。

「セロトニン」こそ、「幸せホルモン」の代表選手です。

「セロトニン」にはさまざまな働きがあるのですが、よく知られているところでは、交感神経と副交感神経のバランスの調整、興奮物質のノルアドレナリンやドーパミンの抑制などがあげられます。

精神の安定に欠かせない「セロトニン」は体内で作られているのですが、9割は腸で作られています。つまり、**腸内の環境が悪いと、「セロトニン」の供給量が減ってしまい、精神の安定が崩れてしまうのです。**

イライラや不安感が強まったり、やる気がなくなったり、暴力的になったりするのは、「セロトニン」の減少が原因と言えます。

「うつ」と「セロトニン」の関係はとても深く、「うつ」の治療薬として体内の「セロトニン」の量を増やす薬を処方することもあります。

また、「セロトニン」を作る腸内環境を整えるために、健康な人の便に含まれる腸内細菌を「うつ」の方に投与する「糞便移植」という治療法も行われています。

体内の「セロトニン」を増やすためには、腸内環境が整う生活＝「腸活」が大事になります。例えば、腸が喜ぶような発酵食品や食物繊維を食事に取り入れることも「腸活」の一つです。食事で言えば、「セロトニン」の原料になる必須アミノ酸を含むたんぱく質（肉や魚）を食べるのもいいでしょう。ストレスを感じると、甘いものや炭水化物を取りたくなってしまいますが、糖類は腸内細菌にはよくありません。

その他にも、「適度な運動をする」「規則正しい生活を送る」など、できるところから腸に思いやりのある暮らしを始めてみてください。

体内の「幸せホルモン」を増やし、ハッピーな毎日を送ろう。

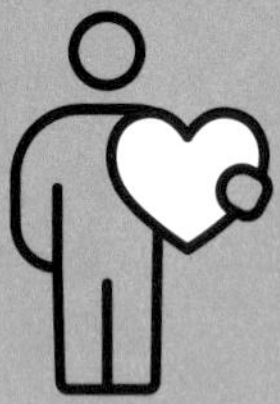

第3章

あなたはどのタイプ？
「うつ」になる
13の原因

目覚めた時のチェックで、「うつ」の兆しがわかる

気持ちが落ち込む、やる気がわかない、会社に行きたくない……。

「うつ」の症状は、脳がエネルギー不足でうまく機能しないことで起きています。

ずっとストレスを抱えていると、脳は緊張したままで休まる暇がありません。

疲れが蓄積して、うつ状態、引いてはうつ病へと症状が進んでしまうのです。

「うつ」症状が重くなると、自力で立て直すことが難しくなります。

普段ならば入浴や趣味などでリフレッシュできていたはずなのに、お風呂に入ることが面倒になり、好きだった趣味も手をつけることすら億劫になってしまうのです。

やがて、いつも通りのことができない自分を受け入れられず、どんどん気持ちが落ち込んでしまいます。

日本では、成人の5人に1人が慢性的な不眠で悩んでいます。

また、不眠で悩んでいる人の8人に1人はうつ状態を伴っているそうです。

睡眠障害は「うつ」の典型的な症状の一つなのです。

そこで、症状が重症化する前に、「うつ」の兆しをチェックしてみましょう。

◆毎朝、気持ちよく目覚めていますか？
◆前日の疲れが残っていませんか？

忙しい日常の中でも、目覚めた時のチェックなら誰にでもできますよね？

朝起きるのがあまりにもつらいなら、「うつ」のサインかもしれません。

「なんだか疲れたな」と思ったら、なにもせずに一晩ぐっすり眠ってください。

たったそれだけでも、元気を取り戻すことができます。

メジャーリーガー大谷翔平選手の睡眠へのこだわりは有名で、1日10時間以上寝ているそうです。安定した睡眠が、世界一の野球選手になる一つの要因なのです。


たっぷり眠って、清々しい1日をスタートしよう。

「うつ」になりやすい6つの性格

日本には、ストレスフルな職場が多いと言えます。

厚生労働省の調査によれば、労働者の8割以上が仕事の量や質、人間関係などに強い不安やストレスを感じているそうです。

でも、同じ職場で働いていても、「うつ」になる人もいれば、ならない人もいます。

これは、どうしてなのでしょうか？


じつは、「うつ」になるかどうかには、環境だけでなく、本人の性格も大きく関わっています。


例えば、同じ職場で働いているAさんとBさんが、上司から仕事を手伝ってほしいと頼まれたとしましょう。

Aさんは、「私に能力があるから頼ってくれた」と考える前向きな性格。

一方のBさんは、「私1人に任せられないから、2人でやるんでしょ。私には能力がない」と後ろ向きに考えるタイプです。

同じことを頼まれても、物事のとらえ方、感じ方は人によって違うのです。

では、AさんとBさんのうち、どちらの方が「うつ」になりやすいかと言えば、答えは明白ですよね。

「失敗したらどうしよう。上司に叱られてしまうかもしれない。がっかりさせてしまうかもしれない」

自分に自信が持てないBさんは、考えが悪い方にばかり向かってしまいます。

そのため、Bさんの方が「うつ」になりやすいのです。

「うつ」になりやすい人の6つの性格について説明しましょう。

自分の性格や考え方を知ることで、あなたから「うつ」を遠ざけるヒントになるはずです。

❶ マジメな人

仕事に限らず、何事にもマジメに取り組む人は、周囲から頼られることが多いと思います。

本人も寄せられた期待に全力で応えようとしますから、頼み事を断れずに引き受けてしまいます。

しかし、どれほど能力の高い人でも、1人でできることには限界があります。

結果的に引き受けたことを十分に果たせず、「頼まれたことができないなんて、私はダメな人間だ」と自分を責めることになります。

自分の限界までがんばれるのはすごいことです。

しかし、マジメな性格なだけに、「できた」ことより「できなかった」ことに目が向いてしまうのです。

❷ 責任感が強い人、なんでも他人の責任にする人

なにか問題が起きた時に、責任感の強い人は、「うまくいかないのは、私のせいだ」と考える傾向があります。

「私がなんとかしなければ」と、人一倍エネルギーを使うことで心がヘトヘトになってしまうのです。

また反対に、「うまくいかなかったのは、あの人のせいだ」と、なんでも他人のせいにする人も「うつ」になりやすいです。

「非定型うつ」の場合は、自分が傷つくことを避けるために、誰かを非難したり攻撃したりする傾向があります。

いずれの場合も物事に極端に反応すると、エネルギーの消耗が激しく、疲れてしまいます。

❸ 完璧主義な人

物事に一切の妥協を許さずに完璧を求めてしまうのも、「うつ」になりやすい性格と言えるでしょう。

すべての出来事に対して、自分で自分のハードルをどんどん高くしていくところがあります。

たとえ、テストで99点だったとしても「100点でなければ0点と同じ」と自分に厳しくダメ出しをしてしまうのです。

スムーズに目的が達成できる時はいいのですが、うまく進めることができなくなると心が折れ、急にやる気が失せてしまいます。

がんばりすぎて燃え尽きてしまうのです。

しかも、目的が達成できずに途中で投げ出そうとする自分を許すことができず、「最後までやり遂げられない私は、なんてダメな人間なんだろう」と、さらにストレスを溜め込んでしまうことになります。

❹ 自己肯定感が低い人

「自己肯定感」とは、「あるがままの自分でよい」と認めることです。

幼い頃に親や周囲の大人からの愛情を実感できずに育った人や、過保護な環境で育った人などは、自己肯定感が育ちにくいと言われています。

自己肯定感の低い人は、今の自分に自信を持つことができません。

物事に取り組む前から、「失敗してしまうかも……」「怒られたらどうしよう」

「失望させるに決まっている」と、悪い展開ばかりを考えて、ますます自信をなくしていきます。

5 一つのことに熱中しやすい人

好奇心旺盛で、興味を持ったらとことん追求したくなるという人は、一見するとポジティブで「うつ」とは縁遠い感じがしますよね。

ところが、あまりに入れ込みすぎると、期待する結果が得られなかった時に「できないなら、もういいや」と急に興醒めし、一気にあきらめたりします。

また、自分ががんばっていることを周囲から評価されなかったり、邪魔をされたりした場合も気持ちが冷めて、極端に落ち込んでしまうことがあります。

6 人当たりがよく、相手に配慮できる人

人とフレンドリーに接することができる人は、周囲からも好かれ、人気もあるでしょう。ただし、誰とでも仲良くなれる性格にも「うつ」の危険性は潜んでいます。

人当たりのいい人は、人間関係をスムーズにするために相手を優先しがちです。

つまり、自分はずっとガマンをしているわけで、ガマンするばかりでは、心が疲れてくるのも当然でしょう。

「人からよく思われたい」という気持ちは、誰にでもあります。

でも、その気持ちの行きすぎが「うつ」を招き、人間関係に支障が出ることもあるのです。

ここにあげた6つの性格に当てはまるだけで、必ず「うつ」になってしまうというわけではありません。

重要なのは、自分の性格を知って、「うつ」になりやすいポイントを把握することです。

性格さえわかっていれば、気持ちが落ち込んでしまう前に引き返すことができるようになります。

「うつ」の治療法の一つに、「考え方」と「行動」にアプローチをしていく「認知行動療法」と呼ばれる手法があります。

最初は、今の自分を振り返っていただくところから始まります。

自分自身を客観的に観るのもいいと思います。

1人では難しいという場合は、信頼できる誰かと一緒に、自分の性格を客観的にとらえてみてください。新しい自分と出会うことができるかもしれませんよ。


自分の性格がわかれば、「うつ」を遠ざけることができる。

あなたはどのタイプ？「うつ」に気づく13タイプ

ディズニー&ピクサーのアニメ映画『インサイド・ヘッド』は、11歳の少女ライリーの心の中が舞台になった作品です。

「ヨロコビ」「カナシミ」「ムカムカ」「イカリ」「ビビリ」という感情がキャラクターとして登場し、彼女を幸せにするために日々奮闘します。

このように人には多様な感情があって、絶えず揺れ動いているのです。

実際に脳の中にキャラクターがいるように、外からのストレスを脳内の扁桃体が判断し、さまざまな感情が生まれてきます。

ただし、**「うつ」の方は、脳が疲れて脳内の神経伝達物質のバランスが崩れることで、感情がうまくコントロールできなくなっています。**

神経伝達物質にはさまざまな種類がありますが、感情のコントロールには特に「セロトニン」と「ノルアドレナリン」という物質が深く関わっています。

「セロトニン」は、精神を安定させる働きを持つ「幸せホルモン」として知られています。じんわりと穏やかな幸福感をもたらします。

「ノルアドレナリン」は、やる気を起こさせる物質です。

危機が迫っている時にのんびりしていては逃げきれないので、頭をフル回転させ、体も素早く動けるように働きかけていきます。

ストレスが多いと、頭の中では「セロトニン」と「ノルアドレナリン」が消耗し、「安定」と「やる気」のバランスが崩れてきます。

「セロトニン」が不足した状態で「ノルアドレナリン」が過剰になると、精神を安定させる働きが弱まって、「やる気」が暴走を始めます。

ポジティブな「やる気」ならいいのですが、ネガティブな方向に向かってしまうと大変です。イライラして攻撃的になったり、パニックを起こすことがあります。

また、「セロトニン」が不足した状態で「ノルアドレナリン」も不足していると、落ち込んで、気力がなくなり、疲れやすくなってしまいます。

ストレスを受けている時に、脳内物質のバランスがどのように崩れるかは人によって異なります。

つまり、「うつ」症状も人によって現れ方が違うのです。

そこで、「うつ」の初期段階から見られる症状を13タイプに分けて説明していきましょう。各タイプの最後には、「気づきワード」を掲載しています。

もし「気づきワード」で自分に思い当たるものがあったら、「うつ」の一歩手前かもしれません。十分に休む時間を取りましょう。

❶ イライラタイプ

イライラして怒りを爆発させてしまいます。

怒りの感情は、自分の思い通りに物事が進まない時に起こります。

周囲が言うことを聞いてくれなかったり、無理な頼まれ事をされたりすると、ついイライラしてしまいがちです。

うっかりミスをしてしまった自分に対して責めてしまうこともあるでしょう。

普段なら、怒りの感情を何食わぬ顔でやり過ごすことができても、脳が疲れて感情のコントロールができないと、気持ちがそのまま表に出てしまうこともあります。

怒りを誰かにぶつけてしまい、取り返しのつかない人間関係に陥ることもあります。


〈イライラタイプの気づきワード〉

◆なぜ、私がこんな目にあうの？
◆どうして、わかってくれないんだろう。
◆ルール通りに行動しないなんて、許せない！
◆待ち合わせに遅れるなんて、勘弁してよ。
◆彼女だけ、みんなからチヤホヤされてずるいよ！

❷ 無気力タイプ

いつもならキビキビと行動できるのに、最近はなにをするのも億劫に感じるという場合は、無気力タイプかもしれません。

脳のエネルギーが不足しているために、気力も意欲もわいてこない状態です。

例えば、クリニックにいらっしゃる方からは「お風呂に入るのが面倒で仕方がない」というお話をよく聞きます。

髪を洗ったり、体を洗ったりすることがしんどく感じられてしまうのです。

無気力は日常生活のすべての場面に影響します。考えたり、判断したりする力も低下して、些細なことすら決められなくなり、何時間も悩み続けてしまいます。

「以前は何事もすぐに行動に移せたのに、最近はやる気が出なくて進められない……」という時は、無気力タイプの症状が現れています。

〈無気力タイプの気づきワード〉

◆お笑い番組を見ても、つまらなくてテレビ消しちゃった。
◆週に1回の習い事に行くのが面倒くさい。
◆会社に行く時、着替えもメイクも億劫になった。
◆仲のいい友だちと会う約束をしたけれど、全く気が乗らない。
◆なにを食べるか考えるのが面倒だから、食べなくてもいいや。

❸ くよくよタイプ

落ち着いて考えればたいした問題ではないことも、「ああすればよかった」「こうしておくべきだった」とダメな自分を反芻して落ち込んでいくタイプです。

なにか良いことがあっても、悪いことにばかり目を向けているので心が晴れません。

ずっと悩み、考え続けてしまうのです。

くよくよタイプには、「早朝に目が覚める」「目覚めの時に気分が一番落ち込む」といった特徴があります。寝不足によって集中力を欠いて失敗してしまい、それを繰り返す、というネガティブなスパイラルに陥りやすいと言えるでしょう。

〈くよくよタイプの気づきワード〉

◆私がうまくやらなかったから失敗したんだ。
◆余計なことは言わずに黙っていればよかったんだ。
◆私がやるべきだったのに気づけなかった。
◆どうせ私なんか、必要とされてないんだ。
◆すごく寝たはずなのに、疲れが取れない。

❹ 置き換えタイプ

考え事をしていたら、いつのまにか自分の指を噛んでいたり、髪の毛を抜いていたりしていた、なんてことはありませんか？

大怪我に至るわけではないですが、自分の体に危害を加えるという点では「自傷」行為の一つと言えるでしょう。症状が重くなれば、リストカットや火傷をするなど、さらに自分を傷つけてしまうこともあります。

不安やイライラなど、精神的なつらさを自分の体の痛みに置き換える行動だと考えられます。過食や拒食も、自分を傷つける点では自傷行為と言えるかもしれません。

また、最近は鎮痛剤や風邪薬、咳止めなどを過剰に摂取する「オーバードーズ」も問題になっています。心の痛みを体の痛みに置き換える「うつ」症状は、形を変えながらずっと続いているのです。

〈置き換えタイプの気づきワード〉

◆このつらさは、誰にもわかってもらえない。

◆一瞬でも、今の嫌な気持ちを忘れたい。

◆なにを食べても味気なくて、食べる気がしない。
◆イライラすると、ドカ食いしちゃうんだよね。
◆気づいたら、髪の毛をたくさん抜いていた……。

⑤　睡眠トラブルタイプ

「うつ」と睡眠はとても密接に関係しています。

睡眠トラブルには、「寝つきが悪い」「途中で目が覚める」「眠りが浅い」「早朝に目が覚める」という4つの症状があります。

質の良い眠りが取れず、結果的に疲労がどんどん蓄積して、目覚めた時点で体の重だるさを感じたりします。

また、脳の疲労もしっかり取れていないので、1日中ぼんやりして集中力を欠き、感情面のコントロールも利かなくなってしまいます。

一方、58ページでご紹介した「非定型うつ」の場合は、典型的な「うつ」とは反対の症状が現れます。

どれだけ寝たとしても眠さが残り、いくらでも寝られてしまうのです。

だからといって、質の良い睡眠が取れているわけではありません。

やはり疲れやすく、気の進まないことをしようとすると、言いようのないしんどさを感じてしまいます。

ちなみに、「非定型うつ」による睡眠トラブルは、全体の割合的にはとても少ないとされています。

また、「うつ」の方の8割が不眠に悩んでいるのに対し、過眠に悩んでいるのは全体の1割程度と言われています。

〈睡眠トラブルタイプの気づきワード〉

- ◆ベッドに入っても眠くならなくて、イライラしてしまう。
- ◆夜ふかししても、朝4時には目が覚めてしまう。
- ◆夜中に何度も目が覚めて、眠れなくなってしまう。
- ◆1日中眠気が取れなくて、居眠りしてしまう。
- ◆何時間でも寝ていられるけれど、どれだけ寝てもスッキリしない。

❻ 依存タイプ

会社で嫌なことがあった時、服やアクセサリーなどを衝動買いした経験はないでしょうか？　なぜ買ってしまうのかというと、**自分の中にある不安やイライラを買い物によって癒やそうとしているのです**。

買い物をすると、脳が刺激され、「ドーパミン」という神経伝達物質が分泌されます。「ドーパミン」は脳に快感をもたらす物質で、脳内のドーパミンが減ってくると、脳は再び快感を求めて買い物をしようとします。

そして、買い物を繰り返すうちに、買い物依存症になってしまうのです。

依存症というと、アルコール依存やギャンブル依存を連想する方が多いようですが、最近ではゲーム依存症やスマホ依存症など、さまざまな形の依存があります。

ストレスを感じた時に衝動買いしたり、やけ酒を飲んでしまう方は、依存の沼にハマらないように注意してください。

〈依存タイプの気づきワード〉

◆お酒を飲まなくちゃ、やってられない！

◆また、同じデザインのバッグを買っちゃった。これで3個目だ。
◆投稿したSNSの「いいね」が気になって、スマホを手放せない。
◆ゲームがやめられなくて、気づいたら朝になってしまった。
◆「タバコはやめよう」と思いながら、結局、やめられないんだよね。

❼ 季節タイプ

秋から冬に向けて気持ちが落ち込み、春になると症状が軽くなる「うつ」を「冬季うつ」または「ウインターブルー」と呼びます。

このように、季節によって症状が変化するのが季節タイプです。第2章でお話しした「六月病」も梅雨の時期に発症するため、季節タイプの仲間になります。

季節タイプは、日照時間と大きく関わりがあります。

太陽の光を浴びると、精神を安定させる神経伝達物質「セロトニン」の分泌が活性化するのですが、日照時間の短い時期は分泌量が減ってしまいます。すると、精神のバランスをコントロールできなくなり、気持ちが落ち込んでしまうのです。

また、季節タイプの特徴として、過食、過眠があげられます。

「食べられない」「寝られない」という典型的な「うつ」とは真逆の症状であるため、「うつ」と気づかれにくいところがあります。雨や雪が続き、うつうつとして気持ちが晴れない日が続く場合は、季節タイプのうつ症状かもしれません。

〈季節タイプの気づきワード〉

◆夕暮れ時に物悲しい気分になる。
◆だるくて、なにかをする気力がわかない。
◆なんとなくイライラしたり、不安な気持ちになったりする。
◆いくら寝ても疲れが取れない、体がだるい。
◆冬はつい食べすぎて、太ってしまう。

❽ 逃避タイプ

目の前の問題から逃避して、自分のことを守ろうとするタイプです。

逃避タイプは、高学歴のサラリーマンに多く見られると言われています。

子どもの頃から何不自由なく生活し、大きな苦労や挫折を味わうことなく大学を卒業して就職。職場では、ライバルたちと切磋琢磨してバリバリ働いています。ところが、自分の評価を落とすことや、手に負えないような問題が出てくると、戦うことを簡単にあきらめて、やる気が失せてしまうのです。特にプライドの高い方に多く、失敗して自分が傷つかないように問題を回避するのが特徴です。

〈逃避タイプの気づきワード〉

◆面倒に巻き込むのは勘弁してほしい。
◆こんな仕事をしていたら、私の評判に傷がついてしまう。
◆「できない」なんて言うのはカッコ悪い。
◆リスクがあるものには近づきたくない。
◆周りが足を引っ張ったせいで失敗してしまった。

❾ 人間関係タイプ

職場では仕事仲間を選ぶことができませんし、コミュニケーションがうまく取れないこともあります。仕事の忙しさやプレッシャーに加えて周囲との関係にも気を使い、心が疲れてしまうのです。

人間関係の問題が生じるきっかけは、職場環境や人によってさまざまです。**周囲や特定の人に感じるストレスから、不眠や倦怠感などの症状が現れ、気持ちが塞ぎがちになります。**

出勤しようと思っても思うように動けず、遅刻や欠勤が増えるような状態は、「うつ」の症状が進行しています。

〈人間関係タイプの気づきワード〉

◆新しい職場環境になじめなくてつらい。
◆一度ミスしただけなのに、同僚からしつこく嫌味を言われる。
◆今日も部長に小言を言われるのかと思うと憂うつになる。
◆私がなにもしていないのに、同僚が口を利いてくれない。
◆出勤のために着替えたり、化粧したりするのが面倒くさい。

⑩ 生活苦タイプ

自分の将来の生活に不安を抱えている方はたくさんいますよね。

読者の方の中には、少しでも備えておこうと積み立てをしたり、投資に挑戦したりしている方もいるでしょう。

生活苦タイプの方は、「お金がなくて、これからどうしよう」という経済的な不安が徐々に大きくなり、「うつ」傾向になってしまうのです。

「うつ」の精神症状の中に「貧困妄想」というものがあります。

かなり重度の「うつ」の場合に見られる症状ですが、本当は十分なお金があるにもかかわらず、お金がなくて暮らせないと思い込んでしまうのです。

お金がなくなることに恐怖心があり、必要なものを買うことにも苦痛を感じてしまうことがあります。

〈生活苦タイプの気づきワード〉

◆将来、貧乏になったらどうしよう？

◆給料日から1週間なのに、だいぶお金を使ってしまった。

◆ぜいたく品にお金を使うなんてもったいない！
◆買い物をしてお金を払うのが怖く感じる。
◆人に会うと出費が増えるから、出かけたくない。

⑪ 自己愛タイプ

自己愛タイプの方は、「自分が特別」という感覚を持っていて、能力の高さを自分からアピールします。

また、周囲からも注目されたい、称賛されたいという気持ちが強いです。

例えば、仕事で成果を上げた時に、周囲が自分をほめてくれないと不満を感じます。

一方で、自分の能力に不安を抱えている面もあり、自己アピールするのは、無力さをカバーするためだとも考えられます。

本人は気づいていなくても、**「特別な自分」と「無力な自分」の両極端を行き来するような考え方や行動を取ってしまう**ので、人間関係を築くのが難しく、1人で思い悩んで「うつ」症状が悪化してしまう場合もあります。

〈自己愛タイプの気づきワード〉

◆こんなにうまくできるのは、私くらいでしょ。
◆私は特別だから、コツコツ努力をする必要なんてないの。
◆みんな私の成果をねたんでいるに違いない。
◆私が失敗するはずない。私のせいじゃない！
◆誰とも話が合わなくて、人生がつまらない。

⑫ 過保護タイプ

過保護な親に守られながら育ち、成人してからも親が大きく干渉するような環境で生活していると、自分で物事を判断し、解決することができなくなります。

学生の間はそれでもよかったのでしょうが、社会に出ると守ってくれる親はそばにいません。自分の力で新しい環境に順応することができず、ネガティブ思考に陥ってしまうことがあります。

ちなみに、過保護、過干渉の環境では、子どもが親離れできていないと同時に、親も子離れができていないことが多く、**互いに依存し合う「共依存」の関係がよく見ら**

れます。

親にとっても子どもは生きがいで、「私が守らなければいけない」という意識が強いため、共依存の関係を解くには、かなりのエネルギーが必要になります。

〈過保護タイプの気づきワード〉

◆なにから始めればいいのかな？　自分じゃ決められないよ。
◆なんで教えてくれなかったの？　あなたのせいでできなかった！
◆これで大丈夫？　ちゃんとできているかな？
◆いつもお母さんに注意されるんだ。私ってダメなんだよね。
◆自分のやりたいことが見つからない。誰か教えてほしい。

⑬ 隠れうつタイプ

「うつ」の症状は、精神面よりも先に体に変化が出ることがよくあります。クリニックでも問診の際に、頭痛や肩こり、手足の痺れなどを訴える方はとても多いのです。

体調不良で内科を受診しても特に異常が見当たらないという時は、「うつ」などの精神的な疾患が原因かもしれません。

隠れうつタイプの場合、最初は身体的な不調が起こり、症状が進むにつれて睡眠障害や倦怠感、イライラ、失望、焦りなどの症状が現れます。

見た目からはなかなかつらさが伝わらず、他人に理解してもらえないことが、より悩みを大きくしているのです。

〈隠れうつタイプの気づきワード〉

◆肩こりや頭痛がひどくてつらい。
◆原因はわからないけれど、手足が痺れる。
◆急に動悸がして、息苦しくなる。
◆病院では異常ないと言われたけれど、やっぱりおかしい。
◆この苦しさを誰にもわかってもらえない。

「うつ」の治療では、今の自分を認識することがスタート地点になります。

ご紹介した13のタイプのどれかと一致するという方もいれば、複数のタイプに当てはまるという方もいると思います。タイプ例をもとに自分の状態と向き合うことができれば、大変素晴らしいことです。

一般的に、精神科やメンタルクリニックでは、気分の落ち込みなどが2週間続くことを目安に「うつ病」と診断します。ただし、「2週間症状が続かなければ受診できない」ということではありません。

私のクリニックでは、「うつ」予備軍の方たちもたくさんいらっしゃいます。**「うつ」は、早期発見、早期治療が回復の近道です。**

なんとなく自分の体調に違和感がある方は、一度思い切って専門医に相談することをおすすめします。

気づきワードで
「うつ」のタイプを早期発見しよう。

「うつ傾向」簡単チェック表

「うつ」の症状は心や体にさまざまな形で現れてきます。
次のような症状に思い当たるものはありませんか？

- □ 遊びや趣味が、楽しく感じられない。
- □ 何事にも興味・関心がわいてこない。
- □ 集中力・注意力が続かない。ぼんやりする。
- □ 普段なら気にならないことにもイライラする。
- □ なんとなく落ち着かない。
- □ 食欲がわかない。または、食欲が止まらない。
- □ 疲れが取れずにだるい。
- □ なにかしようとすると、すぐに疲れてしまう。
- □ 眠れない。または、いくら寝ても寝足りない。

□お風呂に入ることすら面倒に感じる。
□親しい友だちと会うことも億劫に感じる。
□自分には価値がないと感じる。
□なにかあると自分のせいだと感じる。
□便秘や下痢をする。
□頭が重い、頭痛がする。
□動悸やめまいがする。
□突然、涙が止まらなくなる時がある。
□早朝に目がさめる。
□朝に落ち込みがひどく、夕方になると少し回復する。

10項目以上当てはまる方は、「うつ傾向」が高いかもしれません。無理をしたり、ガマンしたりせずに、心療内科やメンタルクリニックに相談してみましょう。

第4章

自分をほめると、「うつ」は逃げていく

「うつ」は三歩進んで二歩下がる

寒い冬から暖かな春へ。

季節は、寒くなったり暖かくなったりを繰り返しながら変わっていきます。

じつは「うつ」がよくなるプロセスも、季節の移ろいと同じように変化するのです。

「昨日はよかったけれど、今日はダメだな……」

というように、調子のいい日、悪い日があってもいいのです。

気がつけば、調子のいい日が週1日から3日になり、5日になっていたというように、**「うつ」は、一進一退を繰り返しながら回復に向かっていきます。**

ところが、段階的に回復するプロセスがわかっていないと、調子が悪くなった時に、症状が戻ってしまったと不安な気持ちになってしまいます。

「うつ」の方は自分に対する自信を失っているため、「やっぱり私にはなにもできない」「私なんて必要ないんだ」と、悪い方向に自分を引き戻し、結果、回復のスピードを遅らせてしまうのです。

回復をよりスムーズにするポイントは、回復の途中には良い日も悪い日もあることを素直に受け入れることです。

赤塚不二夫さんの漫画『天才バカボン』の中で、バカボンのパパがよく使うフレーズに、「これでいいのだ」があります。いい日も、悪い日も、あっていいのです。**ありのままの自分を認めた上で、「できたこと」があったら、どんどん自分をほめてあげましょう。**

「よくできたね」「すごいね！」と、ほめることで自分に自信がつき、自己肯定感が高まっていきます。逆に、自分を否定する気持ちが小さくなるほど、回復のスピードは速くなっていくはずです。

「これでいいのだ」と自分を受け入れる。

「1日3行日記」を書いてみよう

日本人の自己肯定感は、世界でもダントツに低いことをご存じですか？

内閣府の調査によれば、「自分自身に満足している」若者の割合が、アメリカでは87%、ヨーロッパ各国も80%台であるのに対し、日本は45・1%でした。

なぜ、欧米人と日本人の自己肯定感に違いがあるのかというと、教育の違いが大きいでしょう。よく日本の教育は減点式だといわれますが、「みんなが一緒」を前提とする日本の教育では、「できない」ことに目が向けられます。

反対に、欧米の教育では1人1人の「できること」が尊重されるのです。

「うつ」の対策でいえば、「できない」ことより「できる」ことに目を向けたほうが絶対にいいのです。

「自分はできる」という感覚の積み重ねが自己肯定感を高め、「うつ」の回復に役立ちます。

「自分はできる」を意識する方法でおすすめなのが、「1日3行日記」を書くことです。メモ書きでもいいので、今日できたことを3つ書き出してみましょう。

「お風呂で髪を洗うことができた」
「身支度をして会社に行けた」
「友だちと電話で話ができた」

誰かに見せるものではないので、素直に「できた」と感じたことを書いてください。どんな些細なことでも、成功体験を積み重ねていくことは自信につながります。

「うつ」の時は、暗い海の中に放り込まれているように感じるものです。自分のやってきたことも、先のことも見えず、不安な気持ちが募ります。毎日「できた」ことが溜まっていくと、きっと心の支えになってくれます。気持ちが落ち込んでしまった時は、3行日記で心を元気づけてあげましょう。

小さな成功体験の積み重ねが、自分を支えてくれる。

「逃げてはいけない」のは、アニメの世界だけ

「逃げちゃダメだ、逃げちゃダメだ」

そんな言葉が流行ったのは1990年代も終わりの頃です。社会現象を巻き起こしたアニメ『新世紀エヴァンゲリオン』の主人公・碇シンジが口にする言葉です。

結論から言いますが、逆です。つらい時、しんどい時は「逃げてもいい」のです。

私が「うつ」で悩んでいる時に最も嫌な言葉が、「こうあるべき」でした。

「医師としての自覚を持つべき」

「毎日きちんと仕事をするべき」

マジメな私は、すべてのことを完璧にこなさなければと、プレッシャーに押しつぶされそうになっていました。でも、自分にもできないことがあってもいいのです。

「逃げてもいい」と考えられるようになったことで、プレッシャーから解放され、「うつ」が一歩も二歩も遠ざかったような気がします。

「逃げちゃダメだ」が強い言葉に聞こえる理由の一つは、「逃げる」という言葉にネガティブなイメージがあるためです。

そのため、「逃げない人＝立ち向かう人＝かっこいい人」となり、「逃げることは悪いこと」とされてしまうのです。

ならば、「今やるべきことは、逃げること」と考えてみてはいかがでしょうか？

「やるべきこと」と聞いたら、ポジティブな印象になりますよね？

それなら「今やるべきことは、逃げること」もポジティブな意味になるはずです。

「こうあるべき」も考え方次第ということです。

「逃げる」「あきらめる」「やらない」は、「うつ」が遠のいていく勇気ある選択なのです。

「今は、逃げる時」と思って、ポジティブに行動しよう。

「ガマンする生き方」から卒業しよう

クリニックに相談に来られる方の多くが最初に心配するのは、自分のことではなく、会社のことです。

診察を受けにくるきっかけも、「仕事に支障が出てしまう」「職場の人たちに迷惑をかけたくない」といった、外側への心配なのです。

今すぐ休むべきなのに休めないことが不調の原因です。つらさやしんどさをガマンし続けた末に、心と体が悲鳴を上げてしまうのが「うつ」なのです。

日本には昔から「ガマンは美徳」という考え方があります。

「人には思いやりを持って接しなさい」「利己よりも利他が素晴らしい」

このような価値観の世界では、自分の意見を通すことはわがまま、自分を犠牲にして人に尽くすことは素晴らしいと称賛されます。

私を含め、医師の世界でも自分の苦しさをガマンして、患者さんのために尽くすという考え方の医師はとても多いと思います。

もちろん、患者さんのためにという考え方は大事だと思いますが、**まずは自分が健康でいることがみんなの幸せにつながるのです。**

「自分がガマンすればいい」「自分のことは後回しでもいい」という、自分を捨てる生き方から卒業してください。

国連の幸福度ランキングでは、日本は137カ国中51位です。日本人の幸福度が上がらないのは、ガマンしてストレスを溜め続けているからではないでしょうか？

自分を犠牲にしてまでガマンをしなくていいのです。

ガマンを手放してもっと楽に生きましょう。

そのほうが人を思いやることができると思います。

あなたが健康でいることが、
周りの幸せにもつながる。

「固定観念」という鎖が、あなたを縛っている

コロナの時に「自粛警察」という言葉が流行りましたよね。

政府の要請に従わない飲食店を私的に取り締まり、エスカレートした人たちによって、入口のガラスを割られた店がニュースで取り上げられていました。

「みんなでこうしましょう」という社会のルールは、ある程度守ったほうが物事をスムーズに進めることができます。

しかし、ルールに縛られすぎると、生きることが苦しくなってしまいます。

私たちの周りには、社会のルールだけでなく「見えない鎖」がたくさんあります。

「こうしなければいけない」という「固定観念」が、無意識のうちにあなた自身を縛りつけているのです。

◆人に迷惑をかけてはいけない。
◆約束は守らなくてはいけない。

◆仕事を怠けてはいけない。
◆頼まれ事は最後までやり遂げなければいけない。
◆途中で投げ出せば上司や同僚に迷惑がかかる。

マジメな人は周囲の考え方に合わせようと、「固定観念」にとらわれがちです。

でも、よく考えてみてください。あなたが突然の病気やケガで会社を1週間休んでも、仕事は他の誰かが担当してくれるはずです。

「自分がいないと仕事が回らない」というのは、「固定観念」が作り出した幻です。

幻想にとらわれそうになったら、一歩引いて、客観的に俯瞰しましょう。

「私でなくてもできるよね。代わってもらえてありがたい」

と、自分を縛っていた「固定観念」の鎖を断ち切ってください。

絶対に無理しない、
会社は休んでもいい。

本当に強い人は、自分の弱みを他人に見せられる

誰かを頼るには、少し勇気が必要です。雑誌『Domani』（小学館）のアンケートによると、プライドが邪魔をして後悔したことの1位が、「人に頼れない」でした。

プライドの高い人は、一見、メンタルが強いイメージがあります。

しかし実際は、心の中は不安でいっぱいなのです。

「弱いところを見せたら、価値のない人間だと思われちゃう」

「こんな悩みを相談したら、くだらないと見下されるよね」

人の評価を気にしてしまうのは、自分に自信が持てないため。

「弱い犬ほどよく吠える」と言いますが、弱い部分を見せまいと、周囲には強い自分をアピールしたくなってしまうのです。

人に弱みを見せられる人は、本当は心の強い人です。なぜなら、弱みが見せられるのは「弱い自分も自分だ」と受け入れることができているからです。

では、弱みを見せるには、どうすればいいのでしょうか？　それは、「できない」ことを自分で認めることです。

そして、「困っています。どなたかやっていただけませんか？」と人に頼ること。

私も、クリニックを経営する上で、苦手な部分はパートナーに任せています。

お互いに自分の役割を果たすことで、クリニックをスムーズに運営できますし、スタッフにとっても良い職場環境が整うと思っています。

もしあなたが誰かに、「お願いします」と頼られたら、相手のことを嫌いになったり、見下したりするでしょうか？　いいえ逆に、「自分を頼ってくれたのだから、しっかりサポートしてあげよう」という気持ちになりませんか？

ですから、あなたも人の反応を気にしなくて大丈夫です。

どんどん弱みを見せながら、人に頼っていきましょう。

人に頼っても、誰もあなたのことを嫌いにはならない。

「幸せのハードル」を下げてみよう

SNSと「うつ」の関係について、米ピッツバーグ大学医学部の研究チームの調査で、とても興味深いことがわかりました。

◆SNS利用者のうち4分の1が「うつ病」になる可能性が高い。

◆SNSの利用頻度が高い人ほどリスクは高まる。

他人の投稿を見て「自分以外の人は幸せで充実した人生を送っている」とうらやましく思うことが、「うつ」を引き起こす要因となっているのです。

SNSで見ることができるのは、投稿者の生活のほんの一部でしかありません。

それでも、他人と自分の幸せを比較して、気持ちが落ち込んでしまうのです。

あなたにとって、幸せとはどのような状態でしょうか？

幸せの定義は、社会の共通認識の中で作られています。

例えば、年収は1000万円以上、広いマイホームに住んで、素敵なパートナーがいて……という固定化された願望を多くの方があげると思います。

しかし、幸せの基準を一つに限定すると、「自分には足りない」と感じて大きなストレスが生じてしまいます。

理想の幸せや夢を設定するのは素晴らしいと思います。

その上で、幸せのスタートラインをシンプルに考えてはいかがでしょうか？

「今、生きているだけで幸せだ」と気づくと、グッと生きやすくなります。

「あなたは、存在しているだけで素晴らしい」のです。

「幸せのハードル」を下げることで自分を素直に受け入れることができます。

おのずと自己肯定感も高まっていくでしょう。

他人の幸せはあくまでも他人のもの、あなたにはあなただけの幸せがあるのです。

人と比較するのではなく、自分だけの幸せの定義を考えていきましょう。


人の幸せを欲しがらない。あなたの幸せを大事にする。

「あれこれ考えない」と決める

2011年の東日本大震災の際、バラク・オバマ米大統領（当時）は、「震災があって大きな喪失を経験しながらも、不屈の精神を持つ日本人に感銘を受けた」と、日本人の「回復力」を高く評価しました。

回復力とは、困難にぶつかった時に、失意やストレスから立ち直り、困難を乗り越えていく力のことです。

この回復力は、「うつ」の治療に欠かせない力です。

医師1人ががんばるだけでは、「うつ」はよくなりません。

「うつ」の方と一緒に、回復力を高めていく必要があるのです。

一度「うつ」が改善しても、同じ状況に置かれれば、本人は再びつらい思いをすることになります。自分で回復力を高めていくことが大事なのです。

回復力は、その人の思考に大きく影響されます。

例えば、上司に書類を提出したのに返事がない場合。ポジティブな思考なら、「そんなこともあるよね」と、状況を受け流せます。

しかし、ネガティブな思考になると、「書類の出来が悪くて怒っているのかも」「私のことが嫌いで避けているのかも」と考えてしまい、返事が来るまでなにも手につかない状態になってしまうのです。

考えてもわからないことは、あれこれと考えなくてもよいのです。

「上司の評価なんて、いくら私が考えてもわからないから、別のことを考えよう」と気持ちを切り替えれば、立ち直るきっかけをつかめるようになります。

日頃の小さな不安や落ち込みに対処する練習をしていくと、少しずつ心が強くなっていきます。

「回復力」を高めて、困難を受け流そう。

第5章

心のモヤモヤをなくす
ちょっとした習慣

心の休息を取ろう。静かに休む？　楽しく休む？

日本人は、積極的に休みを取るのが苦手なようです。

オンライン旅行会社『エクスペディア』が世界の有給休暇を比較調査したところ、日本は有給取得率60％でワースト2位。トップの台湾は120％ですから、割合だけでいえば約半分です。もう少し堂々とお休みしてもいいかもしれませんね。

休むのには、「積極的な休み」と「消極的な休み」があります。

心身が疲れている時は、静かに疲れを癒やす「消極的な休み」を取ってください。気力のある時は、外出して「積極的な休み」を取ってください。

私が「うつ」の治療をする場合も、最初の1カ月は「家の中で入院しているような生活を送ってください」とお伝えしています。

無理に動こうとしてもますます疲れてしまうだけですから、食べたい時に食べ、寝たい時に寝て、誰にも気を使わない生活がベストです。少し回復したところで、「楽しいと思うことだけをやって過ごしてください」とお伝えし、積極的に休暇を取っていただいています。

ベッドの上で寝ているのではなく、家から出て散歩をしたり、近くで買い物をしたり、友だちと会っておしゃべりしたり……。気力が戻ってきた時にスムーズに社会生活に戻れるよう、アクティブな時間を徐々に取り入れていくのです。

「うつ」の方にはマジメで責任感の強い方が多く、休みと聞くと「休みだからなにかしなくてはならない」という固定観念に縛られてしまうことがよくあります。

心と体をリフレッシュするためのお休みなのに、無理をして旅行などの予定を立てれば、余計に疲れてしまいますよね。会社の有給休暇がたくさん残っているという方はどんどん使い、自分なりの方法で心と体をいたわってあげましょう。

自分の心と体をいたわれるのは自分だけ。

1日15分の散歩で、「うつ」は消える

『ドラゴンクエスト』や『モンスターストライク』など、ゲームを楽しんでいる方は、「HPが減ってしまって、もう無理かも……」というセリフをよく耳にするでしょう。「HP」とはヒットポイントの略で、ゲームのキャラクターが敵の攻撃にどれだけ耐えられるかという体力のバロメーターです。

ゲームの中では、HPの数値が減るほどキャラクターは弱くなってしまいます。

脳の働きも、ゲームのHPとよく似ています。

脳は、あれこれ悩んでいる時に一番エネルギーを消耗します。エネルギーが減るほどうまく働かなくなり、ミスをしたり、正しい判断ができなくなったりするのです。

脳のHPを手軽に回復する方法としておすすめなのが「散歩」です。

脳内の神経伝達物質「セロトニン」は、「運動」と「太陽の光」によって分泌が促されます。セロトニンが増えると、脳内物質のバランスが整いやすくなり、その結果、

脳の状態を安定させることにつながるのです。

セロトニンを増やす「運動」といっても、過度に動く必要はなく、リズミカルに動くことがポイントになります。「1、2、1、2」と一定のリズムで足を動かして太陽の下を歩く散歩は、セロトニンを増やすためにはピッタリなのです。


散歩の効果として期待できるのが、無心になれること。公園の緑や街の風景をボーッと眺めながら歩いている間は、あまり難しいことを考えずにいられますよね。

1日15分ほどでいいので、生活の中に散歩を取り入れてみてください。

無理に外出する時間を作らなくても、一つ先のコンビニまで歩いてみる、隣の駅まで歩いて移動する程度でもいいのです。

太陽の光をしっかり浴びて、「うつ」に対抗できるHPを上げていきましょう。

ご近所散歩をして、「脳内HP」を回復する。

「今、この瞬間」に集中するマインドフルネス

米ニュージャージー州のラトガース大学の研究では、ウォーキングなどの有酸素運動と腹式呼吸を中心としたリラクゼーションを組み合わせることで、「うつ」が改善することが明らかにされています。

「運動」というと、体を動かすことをイメージしますが、**じつは「呼吸」も体のリズミカルな運動の一つです。**呼吸して体内に新しい酸素を取り込むことで、脳にたくさんの酸素を送り、脳の働きを活性化しているのです。

呼吸には、肋骨を動かして肺に空気を入れる「胸式呼吸」と、肺の下の横隔膜を動かして肺に空気を入れる「腹式呼吸」の2種類があります。

どちらも脳に酸素を送ることはできますが、よりリラックスする方法として期待できるのは、腹式呼吸のほうです。腹式呼吸のやり方をご紹介します。

1. イスに腰掛けて背筋を伸ばし、軽く目を閉じる。（立ったままでもＯＫ）
2. 両手をお腹に当てる。
3. 頭の中でゆっくり数を数えながら、３秒で口から息を吐き出す。
4. 同じように、頭の中で数を数えながら３秒で鼻から息を吸い込む。
5. これを５～10分くらい繰り返す。

アップル創業者のスティーブ・ジョブズや野球のイチロー選手など、多くの著名人も実践していた「マインドフルネス」は、腹式呼吸を取り入れながら「今、この瞬間」に意識を集中する瞑想のことです。

落ち込んでいる時は、腹式呼吸をしながら自分の呼吸だけに意識を向けてみましょう。頭の中にある小さな悩みから離れて、少し落ち着くことができますよ。

深く呼吸をしながら、頭の中の悩みも吐き出す。

あなたを縛っている「十戒《じっかい》」を見つけ出そう

世界的な名作映画『十戒』をご存じでしょうか？　「あなたは、自分のために偶像を造ってはならない」「盗んではならない」など、神と人、人と人の関係についての10の戒律があるのですが、あなたも無意識のうちに自分に「してはいけない」という戒めを課してはいないでしょうか？

自分に自信の持てない人は、周囲に認められることで自分の存在や価値を確認します。その結果、人が「これが良い」と思っていることに自分を合わせてしまうのです。

例えば、自分に次のような「戒律」を自分に課していませんか？

◆弱音を吐いてはいけない。
◆人の役に立たなければいけない。
◆わがままを言ってはいけない。
◆人に迷惑をかけてはいけない。

◆人の頼みを断ってはいけない。
◆人に頼って楽をしてはいけない。
◆人には親切にしなければいけない。
◆約束は守らなければいけない。

人によって内容は違うかもしれませんが、いくつもの「してはいけない」「しなければいけない」という強制の鎖こそ、あなたを縛っているものの正体なのです。

見栄や虚栄心から生まれる、「すべての人からよく思われたい」という考えから離れることが大事です。本来は、大切な人から好かれるだけでいいはずです。

自分に課している戒めを見つけ、一つずつ解いていきましょう。

心が自由になると、もっと軽やかに生きられるようになります。

見栄や虚栄心を捨てると、
心が軽くなる。

心の免疫力、「レジリエンス」を高めよう

シューベルトの『鱒《ます》』という歌曲は、澄んだ川で泳ぐ鱒と、鱒を釣り上げようとする釣り人を描写した美しい歌です。歌詞には、鱒の泳ぐ姿、釣り人が川の水を濁し、鱒が釣り上げられる事実が客観的に描かれます。

心の免疫力を高めるには、この歌のように、目の前の出来事を客観的に眺めることが大切です。「今、こういう状況だな」「私は、こう感じているんだな」と、自分を外側からとらえられると、落ち込んだり、怒ったりせずに、物事をやり過ごすことができるようになるでしょう。

ぜひとも、心に余裕を持って生活してください。**余裕を持つとは、ストレスに立ち向かうのではなく、ストレスをやり過ごす力をつける**ことです。

「うつ」の回復にはレジリエンスが必要です。「レジリエンス」とは、心の免疫力のことです。免疫力があれば、一度かかった病気に再びかからないし、同じ病気に対し

て抵抗する力がつきます。

「以前は嫌なことをあれこれ考えていたけど、落ち込まなくなった」

「ネガティブな感情に振り回されずに、受け流せるようになった」

気持ちを穏やかに維持できるようになれば、免疫力がついたと言えます。

ポイントは、事実をどうとらえるか？　**すでに起きた出来事は変えることはできないのですが、起きた出来事に対する考え方は変えることができるのです。**

「うつ」という診断結果だったら、誰もが少なからずショックを受けます。

でも、「うつ」という事実をどのように受け止めるかで、気持ちも変わります。

「『うつ』になってショックだけど、立ち止まることができてよかった」と、プラスの面に目を向けることで、前向きな気持ちで治療に取り組むことができるでしょう。

ストレスを受け流す力を身につける。

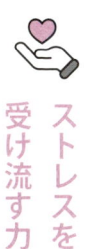

疲れる人間関係に「サヨナラ」しよう

仕事の同僚と2人きりになった時、共通の話題がなくなると、なんとなく気まずくなったりします。「話題を探して話さなければ」「私がなんとかしなければ」と、相手に気を使ってあれこれ考えるのはとても疲れます。ストレスも溜まりますよね。

実業家のひろゆきさんは、友だちの基準が「沈黙していても平気なこと」だそうです。一緒にいて気疲れしない人、話題を探す必要のない人、相手がなにをしていても気にならない人、心からリラックスできる人はなかなかいません。

こんな人たちも、あなたを疲れさせています。

◆人の悪口をずっと言っている人。愚痴っぽい人。
◆自分の話しかしない人。人の話に興味がない人。
◆気分屋で、言っていることがコロコロ変わる人。

職場は、自分が接する相手を選べないところがあります。

どうしても一緒にいなければいけない時もあるでしょう。場の空気を悪くしないように、ストレスを感じながらも相手をしているかもしれません。

でも、あなたが「うつ」になるほどガマンする必要はないのです。

ネガティブな考えの人と話をしていると、ネガティブなほうに気持ちが引っ張られてしまいます。心のエネルギーを消耗するので、疲労感も増してしまいますよね。

ですから、**疲れる相手とは、できるだけ距離を保つことを心がけましょう。**

挨拶はする、聞かれたことには返事をする、それ以外は積極的に関わらないくらいのスタンスでいると、ストレスが軽くなります。

疲れる関係から自分を守ってあげられるのは自分だけです。

会社の仕事仲間は友だちではないのですから、割り切って考えてもいいのです。


ネガティブな人からは、できるだけ距離を取る。

自分を許す勇気を持とう

「自分は、なにもできない人間だ」と、否定的にとらえてしまうのは、典型的な「うつ」の症状です。本当は「できている」こともいっぱいあるのですが、「できない」ことばかりに目が向いてしまうのです。

そもそも「できない」と感じてしまうのは、自分の中の目標を高めに設定しているからです。常に100点でなければいけないと思っていると、90点を獲得しても、「10点足りない」「やっぱり、私はできない人間だ」と考えてしまいます。

でも90点も、あなたががんばった立派な成果です。100点を取るのは素晴らしいですが、とらわれすぎないでください。**完璧でない自分を認めてあげてほしいのです。**

私も以前は100点を取れなかった自分に対して「できなかった」と落ち込み、強いストレスを感じていました。

「なぜ間違えてしまったのか」と、いつまでも自分を責めていたのです。

ところが、今では全体の6割、つまり60点が取れれば、「まぁ、いいか」と思えるようになりました。

「60点しか取れなかったダメな人間だ」と考えるのではなく、「60点も取れたのだから、まぁ、いいか」と考えています。

このほうが、前向きな気分になりますよね。

自分にできなかったことよりも、できた自分を認めてあげると、成功体験を味わうことができます。たとえ小さな成功でも、積み重ねていくことで、自信を高めていくことができるのです。

心が疲れてしまう人は、自分に対して厳しすぎるところがあります。

もっと自分に優しくしてあげてもいいのです。

「まぁ、いいか」は
自分を許す魔法の言葉。

「うつ」にならない5つの生活習慣

北海道大学大学院のアラン・S・ミラー教授の著書『進化心理学から考えるホモサピエンス』（パンローリング）によると、「私たちの脳は1万年前から進化していない」そうです。1万年前といえば、日本は縄文時代です。

太陽の光のもとで寝起きし、獣や魚を獲り、木の実や山菜を採って食べていた時代。私たちの生活は今よりもはるかに規則正しかったのでしょう。

縄文時代の生活を再現し、食事、睡眠、運動などを太古のリズムに近づけていくことで、脳にとって過ごしやすい環境が整っていきます。

「うつ」にならないためにも、この機会に生活のリズムを見直してみませんか？

もし不規則な生活を送っているのなら、生活を規則正しくリセットし、心と体の調子を整えていきましょう。

読者のみなさんに実践していただきたい、5つの生活習慣をご紹介していきます。

どれも日常ですぐに実践できることばかりですので、ぜひ取り入れてみてください。

❶ 栄養バランスのいい食生活にする

忙しく過ごしていると、食事を抜いたり、夜食を食べたり間食をしたりすることが増えてきます。また、食事内容についても、コンビニ食やファストフードで簡単に済ませる人も多いのではないでしょうか。

食事は、私たちの体にエネルギーを取り入れるとても重要なものです。

栄養の偏った食事を続けると、必要な栄養が取れず、脳にも栄養が行き渡らなくなります。脳の活動に必要な「セロトニン」や「ノルアドレナリン」などの神経伝達物質が不足して、「うつ」になりやすくなってしまうのです。

バランスの良い食事を心がけながら、心に穏やかな幸福感をもたらすセロトニンの生成に必要な栄養を積極的に取り入れていきましょう。

セロトニンの材料となるのは、「トリプトファン」と呼ばれるアミノ酸の一種。体内で合成できない成分ですので、食事で補うことが大切になります。

また、日頃の食生活では、セロトニンの生成に必要なビタミンＢ６、ナイアシン

（ビタミンB3）、葉酸、ビタミンD、オメガ3系脂肪酸（EPA・DHA）、鉄、亜鉛などの栄養素が不足しがちと言われています。
不足している栄養素を食事で補い、脳にエネルギーを送ってあげましょう。

〈各栄養素を多く含む食材〉（　）内は一例です。

◆**トリプトファン**……肉、魚、鶏卵、大豆製品（豆腐、納豆、味噌）、乳製品（チーズ、牛乳、ヨーグルト）、ナッツ類（ごま、かぼちゃの種）

◆**ビタミンB6**……肉（豚ヒレ、鶏むね肉）、魚（カツオ、マグロ）、野菜（ブロッコリー、ししとう）、穀類（玄米）、果物（バナナ）

◆**ナイアシン（ビタミンB3）**……肉（レバー、鶏ささみ）、魚（カツオ、たらこ）、きのこ（エリンギ、まいたけ）、ナッツ（落花生、アーモンド）

◆**葉酸**……肉（レバー）、魚介（ウニ、すじこ）、野菜（枝豆、ほうれん草）、果物（アボカド、マンゴー）、海藻（わかめ、海苔）、緑茶

◆**ビタミンD**……きのこ（キクラゲ、干し椎茸）、魚（サケ、イワシ丸干し、サンマ）

◆オメガ3系脂肪酸……魚（マグロ、サバ、サンマ）、魚卵（イクラ、タラコ）

◆鉄……肉（レバー、牛もも肉）、魚（カツオ、マグロ、サバ）、貝（シジミ、アサリ）、海藻（海苔、ひじき）

◆亜鉛……魚（イワシ、ウナギ）、貝（カキ、ホタテ）、肉（レバー、牛赤身）、乳製品（チーズ）

❷ 質のいい睡眠で脳の疲れを取る

睡眠不足は脳が疲れてしまう大きな要因になります。

脳が疲れると、どうしてもネガティブな方向に物事をとらえがちです。「うつ」を防ぐためにも、質の良い睡眠で脳をしっかり休ませてあげることが大切です。

私たちの体には体内時計があって、太陽が昇る朝に起き、太陽が沈む夜に寝るというリズムが最初から備わっています。今は24時間いつでも活動できる環境にありますが、夜ふかしが当たり前という生活は、体のリズムに合っていないのです。

しかも、自然な眠りを促す睡眠ホルモン「メラトニン」は、太陽が沈むと体内で合成・分泌されるようになっています。

体内時計のリズムに合わせた睡眠を取ることが重要です。

日本は先進国の中では、最も平均睡眠時間が短く、寝不足大国と言われています。

人によって最適な睡眠時間には差がありますが、うつ予防のためには、1日8時間を目安に睡眠を取るようにしてください。

❸ 適度な運動で脳にエネルギーを送る

気持ちが沈んでいる時は、体を動かすことが面倒になり、運動不足になりがちです。つらい時に無理をする必要はないですが、時には体を動かして、脳に酸素というエネルギーを送ってあげましょう。

ウォーキングやヨガなどで適度に体を動かすと、交感神経が刺激され心身が活動モードになります。血流がよくなることで、脳細胞も活性化されます。

運動によってセロトニンの分泌も促されます。

セロトニンは心を落ち着かせる働きを持つだけでなく、睡眠ホルモンのメラトニンを作るための材料になります。つまり、体内のセロトニンが増えると、夜に作られるメラトニンも増え、より良い眠りを手に入れることができるわけです。

また、運動をすると内臓が刺激され、自然とお腹が空くというメリットもあります。食べることでエネルギーを体内に取り込むと、心も体もさらに元気になり、「うつ」を遠ざけることができます。

❹ お風呂で体をリラックスモードにする

疲れている時は、お風呂が億劫に感じることもありますよね。

気が進まない時は、無理に入ることはありません。

「毎日お風呂に入らなくてはいけない」なんて決まり事はないのですから。


ぬるめのお湯にゆったり浸かると、副交感神経を優位にして心と体をリラックスモードに切り替えてくれます。ぜひとも、おすすめします。

質の良い睡眠を得るためにも、ぜひ、ゆっくりお風呂に入ってください。

私自身、以前はシャワー派でしたが、お湯に浸かるようになってから、とても眠りが深くなったと実感しています。

お風呂が面倒な時は、入浴中に実行できる楽しいことを考えてみるといいでしょう。例えば、お風呂の中で読書をする、動画を見る、音楽を聴くなど、自分なりの楽しみ方をプラスすると、より前向きな気持ちで入浴できますよ。

5 悩みを吐き出して心を整理する

不安や悩みを1人で抱えていると、思考はネガティブのスパイラルに飲み込まれ、なかなか気持ちを立て直すことができないものです。

心にイライラやモヤモヤを抱いた時には、誰かに話を聞いてもらうといいでしょう。もちろん、お説教をしたり、批判したりする人にわざわざ話すことはありません。自分が信頼し、心を許せる相手を選んで話してください。

話せる存在が近くにいなければ、メンタルクリニックなどでカウンセリングを受けてみるのもいいと思います。

SNSで思いを綴るという人もいますが、SNSは一方的になりがちです。できるだけ対面で話をすることをおすすめします。

人に話すことで、心に溜まっていたものを外に出すことができます。

家族や親しい友人と楽しく会話したり、ハグしたりというコミュニケーションは、愛情ホルモンの「オキシトシン」の分泌を促します。オキシトシンは、安らぎをもたらし、心身をリラックスさせる働きがあります。「うつ」の予防にも大切なホルモンと言えます。

一度に生活を変える必要はありません。無理をせずできることから始めてください。マジメな人ほど、「この通りにしなければ」と考えてしまうのですが、自分が心地よく、リラックスできることが一番。時には、わがままな生活習慣で、「うつ」にならない健やかな心と体を作っていきましょう。

「自分ファースト」な生活習慣で、元気な脳を取り戻そう。

第6章

仕事帰りに、
フラッと
メンクリに行こう

精神科に行くのは恥ずかしいことではない

デンマークの製薬会社が実施した調査では、「うつ病」ではない一般人の約45％が「うつ病」の名前は知っていても、症状は理解していなかったそうです。

また、自分に精神疾患があったら専門家の助けを求めるかという質問では、「助けを求めない」「どちらとも言えない」と回答した人は、一般人全体の半分以上でした。

最近は、**心療内科やメンタルクリニックに通うハードルが下がってきたようですが、偏見を持っている人はまだまだ多いのが現実です。**

高校3年生の高田みのりさん（仮名）は、受験勉強を始めた頃から体調がおかしくなっていきました。熱っぽかったり、急にお腹が痛くなったりと体の不調が続き、イライラして、ご両親に八つ当たりしてしまうこともありました。

「もしかして、メンタルがおかしいのかも？」と考えたみのりさんは、インターネットで病院を調べ、思い切って私のクリニックを受診されたのです。

みのりさんには「うつ」の症状が見られましたが、受験期には同じ症状が起きることがあります。生活を見直す方法をアドバイスし、薬を処方して様子を見てもらったのですが、数日後、みのりさんのお母さんから電話がありました。

「親に無断で精神科にかかるなんて！　娘はもう通わないし、薬も飲ませません！」

治療の説明をする間もなく、お母さんの電話は切れてしまいました。


精神科にかかることは、決して恥ずかしいことではありません。


みのりさんのように、ご自身はクリニックを受診したくてもご家族の理解がなくて通院できない方がいるのは、医師として残念なことです。

心の病も体の病と同じで、早めに気づいて治療をすると回復が早くなります。

精神科への理解がもっと広がってくれることを願っています。

クリニックに行くと決めた、あなたの勇気に拍手！

精神科医は、どうやって「うつ」を治すのか？

「うつ」の治療には、大きく分けて「薬物療法」と「心理療法」があります。患者さんの症状を考慮しながら、さまざまな方法を組み合わせて治療を行っていきます。

「薬物療法」は、主に「抗うつ薬」を用いて精神の安定を促すものです。

「うつ」は、「セロトニン」や「ノルアドレナリン」などの脳内物質が不足し、アンバランスな状態になっている時に起こります。処方される抗うつ薬は、脳のバランスを整えるために服用いただくものです。

患者さんの症状によって異なりますが、一般的によく処方されるのがＳＳＲＩ（セロトニンだけを増やす）、ＳＮＲＩ（セロトニンとノルアドレナリンを増やす）という副作用の少ないタイプの抗うつ薬です。

「抗うつ薬」の使用と併せて行われるのが「心理療法」です。

心理療法は、医師や臨床心理士とのカウンセリングを通じて、今のつらさを生み出している自分の考え方のクセを見直して、精神的な安定を取り戻していくものです。

軽度の「うつ」の場合には、カウンセリングで生活習慣の改善の指導を受け、実践していくことで症状の改善が期待できます。薬物療法と心理療法をどのように組み合わせるかは、医師の考え方やクリニックの治療方針によっても変わってきます。

薬物療法のみよりも、薬物療法と心理療法（認知行動療法など）を組み合わせた治療のほうが「うつ」の再発防止効果が大きいことが科学的にわかっています。

最近はＴＭＳ（経頭蓋磁気刺激治療）という治療法を取り入れるクリニックも増えています。ＴＭＳは、人体に害のない磁気で脳を直接刺激することで、脳を活性化する治療法。人の脳内の情報伝達も電気信号で行われますから、磁気で正常化させていくわけです。興味のある方は、実施しているクリニックを探してみてください。

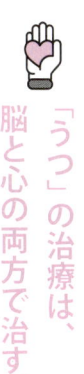

「うつ」の治療は、脳と心の両方で治す。

ネガティブ思考に陥ってしまう10のクセ

「心理療法」について、もう少し詳しくお話ししていきましょう。

心理療法の中にもいくつか種類があるのですが、心療内科やメンタルクリニックでよく使われるのが、「認知療法」と「認知行動療法」です。

まず「認知」とは、わかりやすく言えば「考え方」のこと。

「認知療法」では、人はなんらかの出来事があった時に、その出来事について「考え」、結果として「感情」を生み出していると考えられています。

もう一つの「認知行動療法」は、「認知療法」に「行動療法」が統合されたものです。**「行動療法」とは、人の行動にアプローチすることで、生活に支障のある習慣を変えていく治療法。**つまり、「認知行動療法」は、「認知療法」をより実践的に発展させたものだと考えられるでしょう。

では、「出来事」と「考え方（認知）」と「感情」がどのように結びついているのか、一つ例をあげてご説明します。

友だちにランチへ行こうと連絡したら、「その日は都合が悪いの。ごめんなさい」と断られたとしましょう。出来事だけをとらえれば、「友だちに断られた」ということです。誰にとってもこの事実は変わりません。

でも、この出来事をどう考えるかは、人によって違いがあります。

（例）
Aさん……「都合が悪いなら仕方ないな。また、次の機会に誘えばいいや」と考え、特に気にもしませんでした。
Bさん……「断るのは私が嫌いだからじゃないの？」と考え、悲しい感情がわいてきました。
Cさん……「せっかくの誘いを断るなんて、失礼だよ」と考え、怒りの気持ちがわいてきました。
目の前の事実をどう解釈し、どう考えるのかが「認知」で、「認知」の仕方でその後の「感情」が違ってくるのです。

「うつ」になる人は、「自分はダメな人間だ」「自分は必要とされていない」というネガティブな価値基準のもと、物事を悪いほうに考えるクセがあります。

心理学では、1人1人が持っている考え方のクセを「認知の歪み」と呼びます。「認知の歪み」はある程度パターンとして分類されており、ここでは10種類の分類を簡単にご紹介していきます。

あなたは知らず知らずのうちに、認知の歪みで物事を見ていないでしょうか？

〈10種類の認知の歪み〉

◆**全か無か思考**……自分に対しても、人に対しても完璧を求め、一つでも間違うと意味がないと考えます。

◆**すべき思考**……「～すべき」と自分にプレッシャーをかけ、できない自分を責めてしまいます。周囲に対しても「～すべき」を押し付けがちです。

◆**マイナス化思考**……たとえほめられても、「お世辞だろう」「たまたまできただけ」と、すべてをマイナスにとらえてしまいます。

◆**結論の飛躍**……「ダメに決まっている」「失敗するに決まっている」など、自分の中で不幸な結末のストーリーを作ってしまいます。

◆**拡大解釈・過小評価**……失敗すると「自分はなんてダメな人間なんだ」と大げさに解釈し、人からほめられるような時は「そうじゃない」と過小評価します。

◆**レッテル貼り**……自分や相手のことを「こういう人間だ」と決めつけてしまいます。勝手にレッテルを貼って、一方的な見方しかできなくなります。

◆**心のフィルター**……物事を客観的にとらえず、「どうせいいことなんてない」などと、世の中のすべての出来事をネガティブにとらえてしまいます。

◆**感情的決めつけ**……「私をイラつかせるあの人は意地悪だ」というように、客観的事実ではなく、自分の感情で物事を判断し、決めつけてしまいます。

◆**一般化のしすぎ**……1回失敗しただけで「もう二度と成功しない」と考えるなど、一部の出来事だけですべてを悪いほうに結論づけようとします。

◆**個人化**……直接自分が関わっていないことまで、「私のせいでそうなった」と自分を追い詰めてしまいます。

不朽の児童文学『オズの魔法使い』の中に、エメラルドの都の話が出てきます。都には誰もが緑色のサングラスをかけるという約束があり、自分では外すことができません。主人公のドロシーたちは都に入り、エメラルドグリーンに輝く街の美しさに驚きますが、緑に見えるのが自分のかけているサングラスのせいだとは気づきませんでした。

緑色のサングラスは、私たちが自分の中に持っている認知の歪みと似ています。目の前のことをネガティブにとらえてしまうのは、自分の持っているサングラス（歪み）越しに見ているからだと気づかないのです。

「認知療法」や「認知行動療法」では、患者さんとの対話の中から、本人がどんなところに生きづらさを感じているのか、どんな考え方のクセがしんどい気持ちを引き起こしているのかを一緒に探っていきます。

1人1人の認知の歪みが異なるため、治療のためのプラン作りは、基本的にはオーダーメイド。患者さんと対話を重ね、客観的に物事をとらえる練習をしながら、歪んだレンズのサングラスを外していくのです。

歪んで見えるサングラスを外して、ありのままを見よう。

いいクリニック、悪いクリニックの見極め方

厚生労働省の調査では、心療内科、精神科の医療施設は全国で約1万4000軒あると報告されています。

数ある心療内科やメンタルクリニックの中から、自分に合った場所を探していると不安になることもあるでしょう。

実際、「うつ」についてはさまざまな診察、治療が行われています。どれが正解、不正解ということではなく、自分に合っているかどうかが問題となります。ここでは、クリニック選びの方法をご紹介します。

まずは、「絶対にやめたほうがいいクリニック」の見極め方をお教えします。

❶ **薬を多量に処方するクリニック**

❷ **なかなか予約の取れないいクリニック**

この2つは絶対にやめましょう。

薬はたしかに一定の効果は認められますが、体だけでなく、心にも負担がかかるものです。

薬の種類、量ともに多量になれば、確実にストレスになってしまいます。

薬に頼る治療をするクリニックはやめましょう。

また、予約が取れないというのもネガティブな要素です。

なぜなら、その間になにかあっても対応してもらえないからです。

病気はこちらの都合などおかまいなしにやってきます。

症状が出た時に相談ができないのは大きなストレスになります。


次に「信頼できるクリニック」の見極め方です。

❶ 医師のプロフィールが公開されている。
❷ ホームページなどで治療方針が公開されている。
❸ 実際に診療を受けた人からの評判がいい。

特に、❶は見落としがちです。

心療内科、メンタルクリニックには専門機材などが少ないため、医療施設としては初期投資が小さく、開業しやすい部類に入ります。

悪意を持って言ってしまえば、「経験が浅くてもわりと簡単に」開業できるのです。「雰囲気だけよくて、実際の治療はいいかげん」というところも存在しますので、医師のプロフィールをきちんと公開しているところを選びましょう。

経歴や治療実績、治療方針などをしっかりと把握し、「この人なら信頼できる」という医師のもとで受診してください。

もう一つつけ加えておきたいのは、最初に診てもらったクリニックが「ちょっと違うかも……」と感じたら、気にせずセカンドオピニオンとして別のクリニックに行きましょう。

ずっと改善が見られないのはつらいですし、担当している医師にとっても好ましくありません。

次々とクリニックを変えてしまうのはおすすめできませんが、医師との相性もありますから、診断に納得いかない、治療がうまくいかないという時は、セカンドオピニオンを検討してください。

最後に、クリニック選びで私の最高のおすすめ条件をお教えします。

❶ **話しやすい医師がいる。**
❷ **フラッと寄って相談できる。**

風邪を引いた時に気軽に病院に行くように、メンタルクリニックも「フラッと行ける」場所であってほしいと思います。そんなクリニックに通うのが、あなたの心身のためにベストな行動だと私は思っています。

クリニック選びは、「安心して話せるかどうか」で決めよう。

普通の医師は「回復」させて、名医は「快復」させる

「喉元過ぎれば熱さを忘れる」という諺があります。病気もつらい時には必死に治療をするのに、症状が和らいでくると、以前の苦しさを忘れてしまうものですよね。

せっかくよくなったのに、また元に戻ってしまってはあまりに残念です。

名医は、病気を「回復」ではなく、「快復」させます。患者さんが前と同じ状況に置かれても「うつ」を再発しないように、「心の免疫力」を高めてくれるのです。

「快復」するというのは、自転車を1人で乗れるようなイメージです。

初めて自転車に乗った時には、親御さんや兄弟に支えてもらい、ふらつきながらペダルを漕いだのではないでしょうか？

何度も練習をするうちに、支えがなくても自転車を走らせることができるようになり、最後は1人で風を切って颯爽と乗り回すことができるようになったと思います。

子どもが自転車を支えなしで乗れるように、**患者さんが精神科のサポートを受けず**

に、自分1人で対処できるようになることが、最終ゴールだと考えています。

「うつ」の再発防止には、認知療法や認知行動療法を繰り返し行うことが重要です。「抗うつ薬」による治療は心理療法よりも効果が早いですが、あくまでも対症療法。悪くなったところを治す、足りないものを補うという形になります。

再発予防のためには、まずは、心理療法で患者さんの考え方や行動を振り返り、どんなところでつまずきやすいのか、患者さんと対話すること。そして、一つ一つの課題を一緒に探し出し、より良い方向に軌道修正をしていくことが大切なのです。「うつ」の治療期間は数カ月、あるいはそれ以上に及ぶこともあります。

患者さんとの信頼関係を大事にしながら、そっと手を離しても自転車が倒れなくなるまで、医師はサポートを続けていきます。

うつ治療の最終ゴールは、「快復」すること。

「うつ予防」は虫歯予防と同じ

年に一度の健康診断では、「血圧が高い」「コレステロール値が高い」と医師から説明を受け、生活改善をアドバイスされたり、薬を処方されたりしますよね。

体のメンテナンスは当たり前のように受けているのに、なぜか心のメンテナンスは忘れられてしまいがちです。

以前、タレントで実業家の杉村太蔵さんとテレビ番組で共演した際に、「2年に1回、人間ドックと一緒に精神科を受診している」とおっしゃっていました。

特に心に問題を抱えていなくても、定期的に専門の医師の診察を受けることで、自分の心の疲れを知ることができるとのこと。

杉村さんの考えには、私も諸手《もろて》を挙げて賛成します。

精神科と聞くと、ほとんどの方が「心の病を治してもらうところ。病気にならないと行ってはいけない」と思っているかもしれません。しかし、私はメンテナンスのつもりでメンタルクリニックに来ていただきたいと思っています。

言ってみれば、虫歯予防のために歯医者さんに通う感覚です。

最近は歯が痛まなくても、歯周病予防のために歯医者さんに行く人がたくさんいます。メンタルクリニックや心療内科も、心が痛む前に利用していいのです。


私たちの心も体も、調子が悪くなるほど快復に時間が必要です。

メンテナンスで小さな変調を見つけることができれば、早めに対処ができます。

「ちょっと疲れていませんか？」「ちゃんと眠れていますか？」

お話をしながら、あなたの気づかない生活の乱れ、心の乱れに気づけるかもしれません。そして、どうすればもっと楽に生きられるのか、解決策を一緒に考えることもできるでしょう。


年に一度は、「心の健康診断」を受けよう。

「うつ」を治すための診察、5つのステップ

心療内科やメンタルクリニックというと、他の診療科の病院と違うプロセスがあると思っている方もいるのですが、基本の流れは変わりません。

私のクリニックを例に、診察の流れをご説明しましょう。クリニックによって多少の違いはあると思いますが、大体は次の5つのステップになります。

〈診察の流れ〉

❶ 予約

メンタルクリニックの場合、「完全予約制」が一般的です。

私のクリニックではWEBとLINEで予約を受け付けていますが、クリニックによっては電話のみ、WEBと電話の併用というところもあります。

❷ 問診票入力

事前に問診票の記入を行うクリニックと行わないクリニックがあります。私のクリニックでは、予約時に5分ほどで回答できる問診票を送り、答えていただいています。

事前問診では、いつからどのような症状でお困りなのか、そのきっかけや過去の通院歴、既往歴、職業など現在の社会的な状況をうかがいます。

❸ 来院・診察

予約した時間に来院し、精神科医による診察を行います。

初診では、まず患者さんのお話をお聞きすることが中心です。他の診療科の場合、質問するのは「既往歴（これまでにかかった病気）」がほとんどです。

心療内科やメンタルクリニックでは、その人の「生活歴」「家族歴」「既往歴と現病歴」などをうかがいます。

「生活歴」は、医師がその方の人生を追体験していきます。

◆小さい頃はどんな家庭環境で育ち、どんなお子さんだったのか？

◆どういう学校に通い、お友だちはいたのか？
◆親御さんとの関係はどうだったのか？
◆成人になってからはどういう生活を送り、どんな職場で働いているのか？
◆生活のどんなところにつらさやしんどさを感じているのか？

というように、さまざまなお話を聞いていきます。

「家族歴」は、家族の既往歴や治療中の病気の有無などをうかがいます。病気によっては遺伝的要因で発症リスクが高まるものもあるため、問診で確認するのです。

「既往歴と現病歴」では、過去の病歴と現在の病気についてうかがいます。

現病歴については、いつ頃から始まり、どのような経過をたどってきたのかを詳しくお聞きします。

こんなに細かく聞くのかと思われるかもしれませんが、同じ症状に見えても、「うつ」ではない可能性もあります。病気の種類によって治療方法や処方する薬も変わってくるため、今の症状の背景にあるものをうかがいます。

問診を受けながら過去を思い出すのは大変です。あらかじめメモ書きなどでまとめておくと焦らずにすみますし、医師の理解を深めることにも役立ちます。

❹ 採血

私のクリニックでは、診察の後に血液検査を行います。

精神疾患だと思っていても、他に原因がある場合もあります。「うつ」だと思って治療を続けてきた方が、じつは非常に珍しい神経の病気だったことがありました。**適正な治療を行うためにも、血液検査を行って体の状態をきちんと調べることも大切です。**

❺ 会計・処方

会計の際、他の診療科と同じように処方箋や各種書類を受け取っていただきます。

「うつ」の症状が重たい場合、今すぐ休養が必要だと判断する場合もあります。必要があれば診断書をお出しすることもあります。会社に休職を申請する時だけでなく、公的な支援を受ける際にも必要です。

心療内科やメンタルクリニックが特別な治療を施す場所でないことは、ご理解いただけたのではないでしょうか。現場の状況を一般の方に広く知っていただくことも、私たち医師の重要な役目だと考えています。

診察は、「うつ」になった原因を医師とともに探す時間。

第7章

「うつ」の人が
絶対にやってはいけない
落とし穴

疲れていても栄養剤を飲んではいけない

「24時間、戦えますか？」

バブル全盛期に発売された、栄養ドリンクのCMソングのフレーズです。

休まず働くなんて今の時代にそぐわない感覚ですが、当時の人たちの心情には大いにハマって大流行しました。

今でも、仕事の時や運転の時に栄養ドリンクを飲む人は多いと思います。栄養ドリンクの中には「カフェイン」が含まれていて、眠気やだるさを抑えてくれます。

しかし、カフェインでがんばれる理由は、元気の前借りをしているからです。

一時的にアクセルを踏み込んでいる状態ですから、効き目が切れたら元に戻ってしまいます。しかも、カフェインは耐性ができやすい成分のため、効き目が切れると「また飲みたい」「もっとたくさん飲みたい」と、エスカレートしていく可能性があります。

その結果、元気になったり、だるくなったりを繰り返し、心と体が余計に疲れてしまうのです。

疲れている時に必要なのは休息。そして、眠い時に必要なのは睡眠です。

「うつ」症状がある時には、カフェインのように刺激の強い成分は控えめにしたほうがいいでしょう。

ご存じの通り、コーヒーにもカフェインが含まれています。私もコーヒーが大好きです。かつては仕事の合間にリフレッシュしたり、眠気を覚ましたりするために、昼夜関係なく1日に何杯も飲んでいました。

今は、コーヒーを飲むのは午前中にとどめています。夕方にコーヒーを飲むと、寝る時間になってもカフェインが抜けきらず、眠れなくなってしまうからです。

「うつ」の改善には、質の良い睡眠も大切です。心が疲れている時は、戦える飲み物よりもリラックスできる飲み物を選ぶようにしましょう。

寝る前に飲むなら コーヒーではなくミルクにする。

会社はすぐに辞めない。まずは休職届け

「私が『うつ』になってしまったせいで、本当に心苦しい」

「こんなダメな私を、誰も必要とはしてくれない」

日本の場合、「うつ」になったことで自分を責めて、「みなさんに迷惑をかけるぐらいなら……」という気持ちで退職する道を選択する人が少なくありません。

令和4年に厚生労働省が実施した調査では、メンタルの不調によって休業・退職した労働者がいた事業所の割合は、13・3％だったそうです。企業の中でも、社員の心の健康をどう守っていくのかは、今後ますます大きな課題となっていくでしょう。

「うつ」の時には、大きな決断をしてはいけません。

追い込まれた状態で考えても正常な判断ができず、いい結果にはならないのです。

私のクリニックに来られた方で、会社を辞めて社会保険がなくなってしまい、国民健康保険証が届くまで受診できなくなったケースがありました。

会社に勤めている人は、一気に辞めるのではなく、ひとまず休職するという方法を選んだほうがいいでしょう。

休職の場合、収入が減りはしますが、給料がゼロにはなりません。また、休んでいても社会保険が使え、その他の会社の福利厚生制度も利用できます。使えるものはなんでも使って、自分のことを守っていただきたいのです。

思い切るのは「今」ではありません。

今の状況から離れてみて、心が落ち着いてから決めても遅くはありません。

「復職した時に気まずくなる」と心配するかもしれませんが、あなたが思うほど周囲の人は気にしていません。「うつ」が改善し復職した方々からは、「戻ってみたら、意外と普通に受け入れてもらえました」という報告を数多くいただいています。

心が疲れている時は、「即決」しないで「一旦保留」する。

旅行はスケジュールを詰め込みすぎない

「ゆっくり休みたい」時に、日本人は温泉を連想しがちですよね。

「風呂は命の洗濯」という言葉があります。たしかに、温かいお風呂は心が緩みますし、景色のいい温泉はストレスの解放になるでしょう。

ところが、「うつ」にとって、温泉旅行は危険な行為になりうるのです。

「うつ」は簡単に言ってしまえば、脳と体の燃料が切れかかっている状態。じっくり、ゆっくり、エネルギーを貯めることが大切なのです。

そんな時に旅行は禁物。なぜなら、旅行は多くのエネルギーを使うからです。移動で体力を使いますし、「どこへ行く、なにで行く、どこに泊まる」など、頭もフル回転です。しかも、宿に泊まったり、食事をしたり、社会と関わることで気を使うことがいつもより増えます。また、数人で行く旅行となれば、対人関係のストレスも加わってくるでしょう。

マジメな人ほど「休み」の計画をしっかり立ててしまい、結果、休めなくなってしまうのです。

私は学生時代に、バックパッカーとして海外旅行をしたことがあります。

バックパッカーというと気ままな旅行に聞こえるかもしれませんが、実際は『地球の歩き方』を手に、あちこち移動の連続。気がつけば、予定でみっちりの旅行になってしまいました。

最近、旅行に行く際は、移動手段と宿だけを決めて、あとは成り行きまかせにしています。現地に行って、行きたいと思ったところがあれば行き、食べたいものを食べ、眠ければ寝る。そんな過ごし方で旅を楽しんでいます。

もし、心が弱っている時に旅行に行くなら、ガイドブックを持たず、ノープランがおすすめです。旅先で心と体をゆっくり休めて、エネルギーを蓄えましょう。

なにも考えないことが一番の「お休み」。

大金を使う大きな買い物には要注意

嫌なことがあると、お金をパーッと使って買い物をしたくなる時がありますよね。世界最大級のクーポンサイト『グルーポン』が行った意識調査では、2人に1人が月に1回以上の衝動買いをしているそうです。

金額によりますが、買い物でストレス発散するのは悪くないと思います。

ただ、不安や落ち込みから逃れるために買い物を繰り返すのは危険です。「買い物をやめなければと思うのに、やめられない」のは、ギャンブルやアルコールと同じように「依存」している状態なのです。

「買い物」をした時の刺激で脳内に快楽物質のドーパミンが多量に分泌され、一時的に気分がとてもよくなります。しかし、**ドーパミンが少なくなると脳はさらに強い刺激を求め、再び買い物をしたくなってしまいます。**結果、気持ちの浮き沈みが続いて「うつ」が進行するだけでなく、買い物に使う金額もどんどん膨らんでくるのです。

◆手元に払えるお金がないのに買ってしまう。
◆必要ないものまで大量に買ってしまう。
◆買い物のことしか考えられなくなる。

「買い物依存」は本人だけでなく、ご家族の経済にも深刻なダメージを与えます。
クリニックに相談に来られた方も、気づけば月に何百万円も買い物をしていました。
ご本人に経済力がなく、ご家族が借金の返済に大変苦労されていました。

買い物依存に走るのは、買い物によって「価値のない自分」を補い、「自分の価値を高めたい」からです。つまり、自己肯定感の低さが根底にあります。

なぜ、自分は満たされていないのか？　「うつ」の根本にあるものと向き合い、「買わずにはいられない」状況から抜け出しましょう。

自分を認めることで心は満たされる。

「うつ」になった自分を責めてはいけない

「うつ」になると、自分を責めてしまう方がとても多いようです。

「こうなったのは、私のせいだ」とネガティブな思考に陥ってしまうと、周囲の励ましの言葉もなかなか本人の心に届かなくなってしまいます。

自分の中で過去を振り返り、「あの時の判断がよくなかった」「もっと努力しておけばよかった」などあら探しをして、どんどん自分にダメ出しをするのです。

でも、「うつ」になったのは、あなたが悪いわけではありません。

マジメな性格だったり、人を思いやる性格だったり、いろいろな面で周囲に認められたいために、がんばりすぎて疲れてしまったのです。

ですから、「誰が悪い」という犯人探しはやめておきましょう。

突き詰めて考えても答えはなく、エネルギーを消耗するばかりです。

「うつ」脱出には、過去にこだわるよりも、現在の自分を大切にしましょう。

未来のことは誰にもわからず不安が伴うので、「今」がいいのです。

「今ここにいる」ことに意識を向ける瞑想法を「マインドフルネス」と言います。

良い悪いという判断もなく、自分の呼吸に集中し、ありのままを受け入れることで心を落ち着けることができます。気持ちが落ちそうになったら、ぜひ目を閉じて自分の呼吸に意識を向けてみてください。

禅の教えに、「自灯明《じとうみょう》」という言葉があります。

「自灯明」とは、「自らをともしびとして、自らを拠《よ》り所にする」という意味です。

お釈迦様は、他人の考えや意見に左右されず、自分の考えを大切に生きなさいと教えてくれているのです。「今ここにいる」自分がかけがえのない存在であることに気づいて、自分をもっと大事にしてください。


過去の自分を責めない。

今の自分を大切にする。

なぜ「うつ」の人に「がんばれ」と言ってはいけないのか？

イソップ童話の『北風と太陽』は、北風と太陽が力比べのために、旅人の服を脱がせようとします。北風は強い風で服を吹き飛ばそうとしますが、風が吹くほど旅人は寒くて服を重ねて着てしまいます。

「うつ」の人に「がんばれ」と言うのは、北風と似ています。

励ます気持ちで「がんばれ」と言っても、「うつ」の人はすでにがんばっています。

「まだ、努力が足りないの？」

「私、もっとがんばらないと回復しないの？」

とプレッシャーを感じてしまい、「うつ」が進んでしまう可能性が高いのです。

一方、太陽はどうでしょうか？

暖かな日差しで旅人を照らすと、暑くなった旅人は、自ら服を脱ぎました。

太陽が旅人の行動を促したように、「うつ」の人にも、自らが前向きになれるような言葉をかけてあげられるといいと思います。

「今まで大変だったね、無理しなくていいからね」

「急がないで、今のペースでいいよ」


「うつ」と向き合っていることを肯定し、つらさをねぎらってください。


「うつ」になる人は、性格的に何事にも一生懸命に取り組む傾向があります。

「もっとがんばらないと」と治療に関しても自分を追い込みがちです。

太陽の光のように、温もりのある言葉をかけられると、「これでいいんだ」と安心できますし、自分に自信を持てるようになると、自己肯定感が高まっていきます。

もし身近に「うつ」で悩んでいる人がいたら、北風ではなく太陽になって、優しい言葉をかけてあげてください。

がんばらないでがんばりましょう。

「『うつ』は筋トレで治せる」はウソだった⁉

「筋力が上がると『うつ』状態が軽くなる」

ポルトガル・リスボン大学の研究者が行った調査結果から、筋トレをすれば「うつ」が治る（らしい）という考え方が生まれたようです。

たしかに、筋力が上がると血流がよくなり、脳に送られるエネルギーも増えるため、「うつ」の予防にはなるかもしれません。ところが、典型的な「うつ」の場合、しんどくて筋トレをするどころではありません。

「うつ」を治すためにハードなトレーニングをするのは、余計に症状を悪化させることにつながります。

ストイックに体を鍛えるボディービルダーは、「うつ」になりやすいかもしれません。

自分で自分を追い込んでいく点では、摂食障害と似ているからです。

摂食障害の場合、いくら痩せても「自分はまだ太っている」と感じて、食べられなくなってしまいます。マッチョな体を目指している人も、「どれだけ筋肉がついても、まだ足りない」と、激しいトレーニングや食事制限で負荷をかけていくのです。

じつは、私も大学生の時にかなりストイックに筋トレをした時期があります。

高タンパクで糖質のない食生活を続け、いつもイライラしていました。

思えば、その時期はかなり「嫌なヤツ」になっていたと思います。

「うつ」を改善するために実践するなら、ハードな筋トレ以外にも方法はあります。

生活習慣の改善から始めてみてください。

ジムでトレーニングマシンと向き合うよりも、散歩やジョギングといった有酸素運動のほうが手軽にできておすすめです。

心が疲れている時は、「やってみようかな」と思ったタイミングで、できることから始めてみればいいのです。マイペースで取り組むことが一番ですよ。

ハードな筋トレより、マイペースなお散歩をしよう。

自己判断で薬をやめるのは絶対にNG

「うつ」の治療は、「薬物療法」と「心理療法」を併用して行うのが一般的です。

私のクリニックでも、「うつ」の状態によって、1人1人オリジナルの治療プランを作成します。薬は患者さんと相談しながら、必要に応じて処方しています。薬の効果や副作用については事前に説明し、納得した上で服用していただきます。

ところが、自分の判断で飲むのをやめてしまう人もいます。

◆少し飲んでみたけれど、効果が実感できなかった。

◆飲み続けた時の副作用が怖い、薬に依存してしまうと困る。

本人の意思ではなく、ご家族から「精神科の薬なんて、飲んでも大丈夫なの？」と言われてしまい、服用をためらった人もいました。

クリニックの患者さんが薬をやめていたとしても、私が責めることはありません。飲まなかった理由を聞くことができれば本人の考え方を知ることができますし、新たな治療プランの提案にも役立ちます。

抗うつ薬は、「飲んだらすぐに効く」ものではなく、ゆっくり服用を始め、回復してきたらゆっくりとやめていくのがセオリーです。

回復の過程では調子の浮き沈みがあります。気持ちが落ちた時は「薬が効いてない」と考えがちですが、急に薬をやめると症状がリバウンドする可能性もあります。

バスケットボール漫画『SLAM DUNK《スラムダンク》』に登場する名監督・安西先生の有名なセリフを知っていますか？

「あきらめたらそこで試合終了ですよ」

薬の服用も、あきらめて飲まなくなったら効果は期待できません。薬の内容をよく理解し、「この薬は効く」と信じて服用することが、快復に向かう一番の近道です。

ただし、どうしても薬を飲みたくない時は無理をしないでください。

医師と相談の上で、薬を減らすようにしましょう。

「効く」と信じて続けることが、快復の近道。

終章

長いトンネルでも
必ず出口がある

「ちょっとメンクリ行ってくる」の社会を目指して

メンタルクリニックという言葉を聞いた時、あなたはどんなイメージを思い描くでしょうか？

メンタルヘルスの認知度も上がってきて、以前よりは利用しやすくなってきました。それでも、日本ではまだまだ「メンタルクリニックに行くのは心が病んでいる人」というイメージが強く残っています。

「うつ」「双極性障害（躁うつ病）」「パニック障害」「摂食障害」など、症状が深刻になってきてから、ようやく受診する人がほとんどです。

本人が自主的にクリニックに来てくれるのではなく、周囲が心配して受診を勧めたり、気の進まない本人を連れてきたりすることもよくあります。

欧米の映画やドラマを見ていると、登場人物がカウンセリングを受けているシーンがよく出てきます。**仕事、家族、恋愛など、悩み事をカウンセラーに打ち明けて、対**

話をすることで気持ちを整理しているのです。

欧米では専門家とのカウンセリングが日本よりも身近で、2人に1人以上（50％以上）が心理カウンセリングを利用した経験があると言われています。

日本では、わずか6％といいますから、その差は歴然です。

欧米と日本では医療システムも保険の仕組みも違うので、日本の精神科医が欧米と全く同じ診療を行うことは難しいのですが、「どんな些細なことでも気軽に相談できるような場所になれたら」という思いで、私は日々診察をしています。

風邪の時と同じように、「ちょっとメンクリに行って診てもらおう」と、気軽に診察を受けられるようになってほしいのです。

ためらう必要はありません。なぜなら、「うつ」の症状は軽ければ軽いほどいいですし、「うつ」でないなら、それにこしたことはないのですから。

心の中にあるイライラや不満を聞きだし、「うつ」にならないように支えていくことも、メンタルクリニックの仕事の一つだと思うのです。

「うつ大国」の日本を救いたい

令和5年、日本の自殺者数は2万1837人でした。

自殺の原因・動機として最も多いのは、病気の悩み・影響（うつ病）で4377人。

自殺者の約5人に1人は「うつ」が原因ということになります。

自殺率を見ると先進国（G7）の中で最も高い割合です。

自殺の原因としては、「うつ」がトップです。

日本は深刻な「うつ大国」と言っても過言ではないでしょう。


昔の日本社会は、良くも悪くもご近所づき合いがあり、コミュニティの中で密な人間関係が成り立っていました。ところが、社会が多様化していく中で「個」が大事にされるようになり、今は人間関係がとても希薄になっています。

「誰に相談すればいいのかわからない、助けてもらえる人がいない」

苦しい心情を吐き出すところが見つからず、「うつ」になる人が増えているのではないでしょうか。

「うつ」の人は、自分のことをネガティブにとらえがちです。

「私なんて、必要とされていない」と、自分の存在自体を否定してしまう人も少なくないのです。

実際、私も「うつ」の時には、自分の存在を世界から消してしまいたいと思っていました。命を捨てるという選択はしませんでしたが、1人で悩み、追い込まれてしまう人の気持ちは、痛いほどわかります。

自殺した人たちが命を捨てる前に、つらい気持ちを吐き出す場所を知っていたら、防げた死があったかもしれない。

自殺を思いとどまってもらうため、さまざまな社会的支援も用意されてはいますが、心療内科やメンタルクリニックなどの医療施設がもっと気安く通える場所だったら、「うつ」の治療で日本を救えるかもしれません。

メンタルクリニックを経営する1人として、これからの日本社会に貢献できる存在になりたいと思っています。

今なら言える、「うつになってよかった」

「うつ」の症状が改善して、クリニックの通院を終える患者さんに、私は「困ったら、また来てね」という言葉をかけています。

他のクリニックでは「また来て」とは言われないそうです。

私が言葉がけするのは、患者さんの心の負担を少しでも軽くしたいからです。

心の問題は、目で見てもわかりにくいものです。

「うつ」を経験した私が言えることは、自分がいつから「うつ」なのかはわからないということです。「なんとなく、おかしいかな」と思った時には、すでに「うつ」の症状が進んでいました。

「うつ」の人が経験する戸惑いがわかるので、心や体になにかの異変を感じたとしても、ここに来れば大丈夫という気持ちで「また来てね」とお伝えしています。

「困った時に頼れる場所がある」と思えるだけで、心の拠り所が持てます。

言うなれば、患者さんに「見えないお守り」を渡しているようなものです。

「うつ」の治療は、患者さんと精神科医が二人三脚で取り組まなければうまくいきません。医師だけが張り切ってもダメですし、患者さんが1人で抱え込んでいても、解決策はなかなか見つかりません。

私が「うつ」を経験していることは、患者さんにとって「この先生ならわかってもらえる」という安心材料になっているところがあるのでしょう。

以前は完璧主義だった私が、今では「6割できればOK」と思えるようになったこと、**「他人に弱みを見せてもいい」とありのままに生きる自信が持てたことを、体験談として、患者さんにお伝えしています。**

私自身「うつ」の治療中、カウンセリングを受けるのがつらい時期もありましたが、今では「うつになってよかった」と言えるようになりました。

回復していくプロセスも含め、すべての経験が私にとって貴重なものです。

治療やカウンセリングを通じて、私が得られたものをみなさんにどんどんシェアしていきたいと思います。

「おおかみこころのクリニック」は夜まで開いている

心理療法家の河合隼雄さんが1992年に出版した『こころの処方箋』（新潮社）の中である漁船の話をしています。

暗闇の中で航海している漁船が、方角を知るために灯りをつけようとしました。しかし、暗闇は深く、先がまるで見えない。そこで、ある漁師が「灯りを消せ」と言ったそうです。「そうすれば、港や町の灯りが見えるはずだ」と。

自分が「うつ」になった時に、この漁船の話を思い出しました。

必死になって灯りをつけて先を見ようとしても、なにも見えてこない。うつ病はまさにそんな感覚でした。しかし、一度、灯りを消して暗闇に目を慣らしてみる。すると、遠くにぼんやりと灯りが見えてきます。

そうして、少しずつ岸に近づいていけばいいのです。

心の灯りは、人それぞれ異なります。家族かもしれないですし、偉人たちの言葉かもしれない。もしかしたら、メンタルクリニックかもしれないですし、メンタルクリニックの精神科医かもしれません。

誰かの灯りになりたい。その一心で、日々患者さんと向き合っています。

私が代表を務める「おおかみこころのクリニック」は、夜の時間帯でも診察をしています。オオカミは夜行性の動物です。夜にしか時間の取れない患者さんにも応えられるクリニックにしたいという思いから、名前に「おおかみ」をつけました。

また、これは後から知ったことですが、オオカミはいつも群れで行動し、弱っている仲間がいると助けるような、仲間想いの動物なのです。

私たちのクリニックも、暗闇にぼんやりと浮かぶ灯りのように、患者さんを支え続けていきたいと思っています。

「ちょっとそこまで、心のケアに」。そんな気持ちでクリニックを訪れてくれれば、生きづらい世の中は少しだけ明るいものになるかもしれません。

2024年10月吉日　　三浦暁彦

【参考文献】

『うつ病の事典　うつ病と双極性障害がわかる本』
　樋口輝彦、野村総一郎、加藤忠史編著（日本評論社）
『精神科医だけが知っているネガティブ感情の整理術』
　伊藤拓著（ハーパーコリンズ・ジャパン）
『ビジュアル図解 脳のしくみがわかる本　気になる「からだ・感情・行動」とのつながり』
　加藤俊徳監修（メイツ出版）
『医者が教える疲れない人の脳　「慢性疲労」を消す技術』
　有田秀穂著（三笠書房）
『マンガでわかる神経伝達物質の働き　ヒトの行動、感情、記憶、病気など、そのカギは脳内の物質にあった!!』
　野口哲典著（SBクリエイティブ）
『図解 認知のゆがみを直せば心がラクになる』
　福井至、貝谷久宣監修（扶桑社）
『認知行動療法のすべてがわかる本』
　清水栄司監修（講談社）

【スタッフ】

デザイン　重原 隆
出版プロデュース　株式会社天才工場（吉田 浩）
編集協力　株式会社マーベリック（大川朋子、奥山典幸）、嶋屋佐知子　構成　浅井千春
マンガ　合同会社マンガ制作ドットコム
アイコン　Shutterstock
校正　ぷれす　ＤＴＰ　三協美術

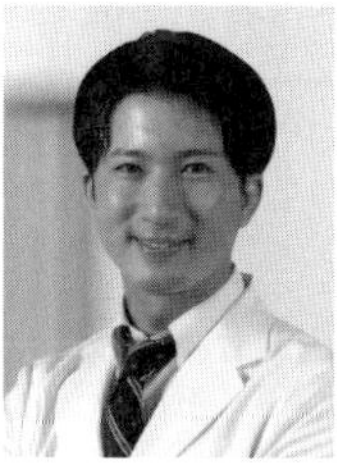

三浦暁彦（みうら・あきひこ）

精神科医。一般社団法人三陽会理事長。「おおかみこころのクリニック」代表理事。

１９９４年２月２日、神奈川県生まれ。

研修医時代に寸暇を惜しんで仕事に打ち込むも、うつ病と診断されて休職を余儀なくされる。休職を経て、医師として復帰。２０２３年、一般社団法人三陽会を設立し、同年、東京・新宿に「おおかみこころのクリニック」を開院。信念は「精神疾患で苦しむ人をなくす」こと。

おおかみこころのクリニックHP

TikTok

YouTube

脱うつのトリセツ

元うつの精神科医が教える
「心のトンネル」から抜け出す方法

発行日　2025年1月28日　初版第1刷発行

著　者　三浦暁彦
発行者　秋尾弘史
発行所　株式会社 扶桑社
〒105-8070　東京都港区海岸1-2-20 汐留ビルディング
電話　03-5843-8843（編集）03-5843-8143（郵便室）
www.fusosha.co.jp
印刷・製本　信毎書籍印刷株式会社

定価はカバーに表示してあります。

造本には十分注意しておりますが、落丁・乱丁（本のページの抜け落ちや順序の間違い）の場合は、小社郵便室宛にお送りください。送料は小社負担でお取り替えいたします（古書店で購入したものについては、お取り替えできません）。

なお、本書のコピー、スキャン、デジタル化等の無断複製は著作権法上の例外を除き禁じられています。

本書を代行業者等の第三者に依頼してスキャンやデジタル化することは、たとえ個人や家庭内での利用でも著作権法違反です。

©Akihiko MIURA 2025
Printed in Japan
ISBN978-4-594-09891-9